看護の現場ですぐに役立つ

救急看護のキホン

患者さんを救うチーム医療の基礎知識！

志賀 隆 編著

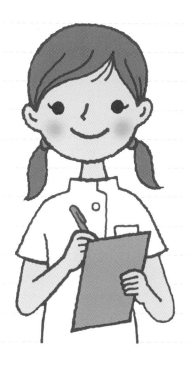

秀和システム

はじめに

　救急医療を取り巻く環境は変化しています。特に年々増えている救急搬送数は年に570万件を超えるまでになりました。社会全体では、高齢化・核家族化が進んでいます。救急外来に運ばれる高齢の患者さんの健康上の状態、介護や生活上の問題など、患者さんの状況もどんどん複雑化しています。

　では、受け入れる側の病院の状態はどうか？　というと、救急医の数は増えているとはいえ、アメリカに比べると人口比でまだまだ十分ではありません。急性期病院の中でも救急医が24時間勤務しているところは少なく、夜間や休日は当直の内科や外科の医師と、看護師・コメディカルによって支えられています。

　本書は、このようにまだまだ十分でない救急医療を取り巻く現状の中で、どのようにチーム医療が行われるべきかを念頭に、全体を構成し仕上げています。私は大学時代にサッカーをしており、いまでもサッカーのゲームをよく観戦します。ゴールを決める際に必要なのは、ふだんからチームの中で共通の認識が持たれていることです。そして、これは救急医療でも同様です。

　ただ、チームで救急医療を遂行するためには、基本的な知識・技術がまず必要です。そのうえで、どのようにチームメンバーの中でゲームを共有して、コミュニケーションをとっていくかが重要になります。

　私は救急医の一人として看護師さんと共通の認識を持ち、有機的なチームをつくっていきたいと願い、この書籍の執筆に至りました。

　本書籍はわかりやすさを重視してイラストを多く入れ、平易な言葉でわかりやすく説明していますので、若手の看護師はもちろん初期研修医や、その他の医療従事者にも理解しやすい内容になっています。

　皆様のお役に立つことができれば、最終的には患者さんによい結果をもたらすことができると信じます。ぜひ本書を参考にしていただけると幸いです。

2020年1月　　　　　　　　　　　　　　　　　　　　　志賀　隆

看護の現場ですぐに役立つ
救急看護のキホン

contents

chapter
1 救急医療チームの目的

chapter
2 救急看護師の役割

chapter
3 トリアージ

chapter 4 救急患者のフィジカルアセスメント

chapter 5 救急看護技術の基本

chapter 6 生活行動の教育と援助

chapter 7 緊急薬剤使用の基礎

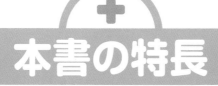

本書の特長

　救急外来で救急医とともに働くナースが必ずマスターしなければならない分野について、救急診療の一連の流れをイメージしながらまとめました。本書を読めば、救急診療に従事する救急医がどんなことをしているのかわかるようにしました。

役立つ
ポイント1 **わかりやすい言葉でまとめました**

　専門語をできる限り減らして、だれが読んでも理解できるようにわかりやすく説明しました。専門語を減らすことにより、だれでもいつでもスムーズに読むことができますので、他の医学書を読む第一歩になることは間違いありません。

役立つ
ポイント2 **救急の一連の流れがイメージできます**

　救急の一連の流れがイメージできるように、本書の前半では救急診療を受ける患者に救急医がどのように関与しているかを一連の流れで説明しています。後半は救急の一連の流れの中で重要な項目をピックアップして解説しています。

役立つ
ポイント3 **図や表を挿入してわかりやすくしています**

　読者ができる限り頭に入りやすいように、文字よりも図や表を中心としています。図や表のほうがとっつきやすく、イメージをつかみやすいと思われます。

役立つ ポイント4　1項目をコンパクトにしています

　効率よく学べるように1項目の長さを最低限にしています。短いため、息切れせず読んで学べるようになっています。

役立つ ポイント5　いままでの経験を盛り込みました

　これまで救急外来で働く看護師さんを対象に多くの勉強会を行ってきた経験を活かして、理解しにくい箇所は特に丁寧に解説しました。また、ふだんの臨床において救急外来の看護師さんがよく抱く疑問点を重点的に説明しました。

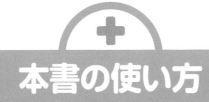

本書の使い方

　本書はchapter1からchapter7までで構成されています。

　救急診療に必要な知識を、チームの目的、救急看護師の役割から緊急薬剤の使用まで、順に解説しています。chapter1から順番に読んでいただくと流れがスムーズに理解できるようにしました。

　救急医療は急速に進歩しています。その歩みの中で、トリアージの果たす役割は年々大きくなり進化しています。chapter2では、このトリアージについてわかりやすく解説しました。

　近年、救急看護師は主体的にアセスメントをして治療の計画を立て、チームの診療に貢献することが求められています。そのため、chapter4では救急外来でのフィジカルアセスメント、chapter5では救急看護技術のキホンについて、わかりやすく解説しています。

　chapter6では、常にマルチタスクが求められる救急外来で「トイレに行く腹痛患者さんには尿カップを渡して検体をとってもらう」「骨折の固定前に、帰宅後の脱衣が可能なように更衣をあらかじめ行う」など、救急特有の「生活行動の教育と援助」について解説しています。

　最後に、救急外来の治療の肝である緊急薬剤使用(chapter7)について、治療の意図とつながるように解説しました。

　基本から学びたい人は最初から、ある項目についてだけ知りたい人は途中から、というように読み方に合わせて、どこからでも知りたい情報が得られます。それぞれの項目でポイントを絞って解説していますので、好きなところから読んでもらってかまいません。

　本書一冊で「救急の基本」に必要なことはすべて出てきます。安心してお読みください。

この本の登場人物

本書の内容をより深く理解していただくために、
医師、ベテランナース、先輩ナースが、アドバイスやポイントの説明をしています。
また、新人ナースや患者のみなさんも登場します。

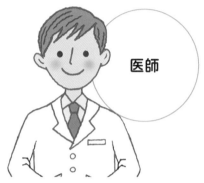

医師

病院の勤務歴8年。的確な判断と処置には定評
があります。

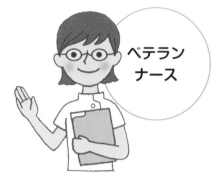

ベテラン
ナース

看護師歴10年。やさしさの中にも厳しい指導を信
念としています。

先輩
ナース

看護師歴5年。身近な先輩であり、新人ナースの指
導役でもあります。

新人
ナース

看護師歴1年。看護の関わり方、ケアについて勉強し
ています。医師や先輩たちのアドバイスを受けて早
く一人前のナースになることを目指しています。

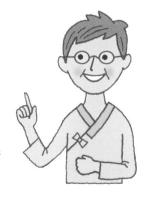

患者の
みなさん

患者さんからも、ナースへの気持ちなどを
語っていただきます。

chapter 1

救急医療チームの目的

・・

救急医療は24時間365日、時間、場所、対象者を問いません。
高齢者の救急要請は増加の一途をたどっており、
救急需要の増加が見込まれます。
救急患者の地域・社会復帰への支援も救急医療の役割であり、
多職種によるチーム医療が必要不可欠です。

救急医療とは

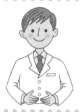

高齢者人口の増加と核家族化が進む現代の社会背景から、救急搬送の需要は増加しています。救急医療の需要に対する供給体制の整備が急務となっており、病院前医療の充実、多職種によるチーム医療の構築が重要な鍵となっています。

救急医療とは

救急医療とは、次のようなことです。

❶突然に発生する病気、怪我、中毒などの患者を適切に救助し医療機関へ搬送すること。

❷搬送された救急患者や救急外来に来院した患者の地域・社会への復帰を目指して、医師、看護師、その他の医療従事者が協働し適切な医療行為を行うこと。

救急医療の対象

救急医療の対象は年齢、性別を問わず、症状も心肺停止からかすり傷などの軽傷まで多種多様であるのが特徴です。そして、かすり傷であっても患者本人や家族にとっては緊急事態です。さらに現代社会においては、緊急に医療を必要としている患者だけでなく、日中の受診が困難で時間外に受診した患者も救急医療の対象に含まれると考えられています。

救急医療の供給体制

そのような状況で救急医療の問題点として挙げられるのが、24時間365日休むことのない救急医療の供給体制が、増大する需要に追い付かず、救急医や当直医が疲弊していることです。

もちろん救急医療に従事する他のスタッフも同様です。医療従事者が健康であってこそ、安全で安心な救急医療が提供できるのです。労働環境の整備が喫緊の課題となっており、現在、他職種によるワークシェアリングが推進されつつあります。

救急医療体制

わが国の救急医療体制は重症度および必要とされる医療に応じて図のように初期・二次・三次救急医療機関に分類されています。加えて救急救命士教育と病院前医療の充実のために、メディカルコントロール体制が整備されています。

メディカルコントロールとは「傷病者の救命率の向上や合併症の発生率の低下等の予後の向上を目指し、救急現場から医療機関へ搬送されるまでの間、救急救命士等が実施する応急処置等について医師が指示、指導・助言および検証することによりこれらの医行為の質を保証する体制」をいいます。このことからも救急医療は病院前から始まり、医療機関のスタッフだけでは成立しないことが明確です。

▼医療計画における救急医療提供体制

傷病者発生			
	重症および複数の診療科領域にわたるすべての重篤な救急患者	三次救急医療機関（救命救急医療）	緊急性・専門性の高い脳卒中、急性心筋梗塞(こうそく)等や重症外傷等の複数の診療科領域にわたる疾病等、幅広い患者に対応して、高度な専門的医療を総合的に実施。その他の医療機関では対応できない重篤患者への医療を担当し、地域の救急患者を最終的に受け入れる役割を果たす。
	入院治療を必要とする重症の救急患者	二次救急医療機関	地域で発生する救急患者への初期診療と応急処置を行い、必要に応じて入院治療を行う。医療機関によっては、脳卒中、急性心筋梗塞等に対する医療等、自施設で対応可能な範囲において高度な専門治療を担う。また、自施設では対応困難な救急患者については、必要な救命処置を行ったのち、速やかに、救命救急医療を担う医療機関等へ紹介する。
	比較的軽症の救急患者	初期救急医療機関	主に、独歩で来院する軽度の救急患者への夜間および休日における外来診療を行う。

出典：厚生労働省　http://www.mhlw.go.jp/shingi/2009/09/dl/s0911-4c_0007.pdfより

チーム医療の必要性

救急医療の目的は、救命に留まらず救急患者を地域・社会に復帰させることと考えられています。

そのためには、病院収容前の**プラチナタイム**（受傷後10分間）、**ゴールデンアワー**（受傷後1時間）と呼ばれる時間に適切な介入を行うことが重要です。1991年に救急救命士制度が創設され、2000年にメディカルコントロール体制の整備が始まりました。

近年は、心血管疾患や多発外傷など一刻を争う重症例に加え、高齢化に伴う慢性的な疾病の悪化や衰弱により救急要請する65歳以上の高齢者が増加し、救急医療の対象が広がっています（下図）。

そのような中で、重症患者に対する医療の高度化・専門化も進んでおり、従来の医師・看護師による医療の提供では対応しきれなくなっています。

増加する一方の救急患者に対して、救急搬送後迅速に適切な医療を施し、社会復帰、地域へつなげるために、多職種によるチーム医療が必要です。

2025年には65歳以上が人口の30％に到達すると予測されています。またそれ以降も高齢者人口が増加し医療費が増大していく中で、効率的な医療を提供するためにも、多職種によるチーム医療が欠かせません。その多職種間の調整役としての役割が、救急看護師に求められているのです。

そして、救急医療チーム内で情報共有をスムーズに行い、迅速に行動に移ることを可能とするためには、共通言語を理解することが重要です。

▼年齢区分別搬送人員構成比率の推移

2007年	14,891(0.3%)	259,846(5.3%) / 215,721(4.4%)	2,132,697(43.5%)	2,279,780(46.5%)	4,902,753人
2012年	12,501(0.2%)	257,265(4.9%) / 199,511(3.8%)	1,995,115(38.0%)	2,787,910(53.1%)	5,250,302人
2017年	13,417(0.2%)	265,257(4.6%) / 202,386(3.5%)	1,883,865(32.8%)	3,371,161(58.8%＊)	5,736,086人

■ 新生児：生後28日未満
　 乳幼児：生後28日以上満7歳未満
　 少年　：満7歳以上満18歳未満
　 成人　：満18歳以上満65歳未満
　 高齢者：満65歳以上

＊小数点第二位を四捨五入したため、
　百分率の合計が一致しない場合がある。

出典：総務省消防庁　「平成30年版消防白書」より

チームで取り組む救急医療

Nurse Note

救急医療はチームで取り組むことによって、専門的知識・技術、献身的なエネルギーが個人の能力を超えて発揮されるようになり、問題解決につながります。

救急医療チームの構成要員は医師、看護師、救命救急士、薬剤師、放射線技師、臨床工学技士、臨床検査技師、医療ソーシャルワーカー、医療事務員、理学・作業療法士、管理栄養士、ケアマネージャーなどです。

chapter 2

救急看護師の役割

・・

救急看護は疾患、診療科、発達段階、重症度を問わず、
あらゆる人々が対象です。救急看護師は
①トリアージにより急激な状態変化に応じた看護実践
②緊急時の自己・代理意思決定支援
③患者の社会復帰を見据えた介入のための多職種連携の調整役
などの重要な役割を担います。

救急看護とは

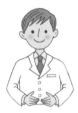

多種多様な救急患者や様々な場面において、救命救急処置を行うのみならずQOLの向上、さらに社会復帰を目指して医療を提供することが救急医療であり、その中心的役割を担うのが救急看護師です。それぞれの場面において多職種と連携し、患者と患者を取り巻く人々のニーズを充足していくためのケアの実践が救急看護です。

救急看護とは

日本救急看護学会において**救急看護**とは「突発的な外傷、急性疾患、慢性疾患の急性増悪などの様々な状況によって、救急処置が必要な対象に実践される看護活動」と定義されています。救急処置を中心とした初療段階での看護実践で、時間や場所、疾患、臓器、対象の発達段階、診療科、重症度を問うことはありません。

わが国の救急医療体制は重症度に応じて分かれていますが、勤務する医療施設の救急体制によって看護師の役割やケアの内容が変わってきます。三次救急ではより高度で侵襲的な医療処置が施さ

れるため、専門的な知識が求められますし、初期救急や二次救急ではトリアージ能力が必要です。そしてそれぞれの場面において他の職種との連携や倫理的配慮の内容が変わってきます。

多種多様な症状・苦痛・不安を抱いている患者や、その付き添いである人々の擁護者となり、自己・代理意思決定支援を行いながら、医療処置や生活援助を行うことが救急看護にとって重要です。しかしながら、時間的にも精神的にも余裕のない中での救急医療の現場では、倫理的問題が生じることが少なくありません。

救急看護師の基本的姿勢

こうした背景がある中で日本救急看護学会では、**救急看護師**に次のような基本的姿勢を持つことを求めています。

❶質の高い救急看護が実践できるように自己の専門的知識、技術の維持・向上に努める。
❷自殺企図、医療者の知り合い、治療拒否、様々な社会的地位や宗教上の信念を持つ人など、様々な患者が看護の対象となるが、平等に看護を行う。

❸時間的に猶予がない状況であっても、患者・家族と真摯に向き合い、短時間の関わりであっても信頼関係を築くように努める。
❹生命倫理や医療倫理、看護倫理に関する倫理的基本原則、「看護者の倫理綱領」や「ICN看護師の倫理綱領」などに精通し、倫理に関する自己啓発を行い、倫理的意思決定能力を養う。
❺救急患者に生じやすい倫理的問題を常に考える。

❻日々の救急看護の実践において、常に倫理的感受性を磨き、倫理的問題に対応する。

❼救急医療や救急看護の動向に目を向けて、時代の変化に応じた倫理的実践のあり方を常に考える。

❽他の看護師や保健医療福祉従事者との価値観の違いを認めながらも、チーム医療における患者・家族にとっての倫理的実践のあり方を探る。

看護実践をするために必要な能力

救急看護師は、危機的状況にある患者に対して迅速に適切な処置を行うと同時に、精神面に対するケアも行わなければなりません。また、医療行為のほか体を清潔にしたり、排泄の介助をしたり、体位を整えたりといった生活行動援助も重要な役割です。ともすると慌ててしまいがちな救急現場において、常に冷静に、それでいて温かな態度で患者と患者を取り巻く人々に接する必要があります。

日本救急看護学会では、複雑な状況において、最適な手段を選択しQOLを高めるための看護実践をするために必要な能力として次の4つを挙げています。

❶ニーズを捉える力
❷ケアする力
❸協働する力
❹意思決定を支える力

4つの能力は**救急看護師のクリニカルラダー**の中で段階的に目標が定められていますが、最終的な段階においてのそれぞれの能力における行動目標は下表のとおりです。

▼救急看護師のクリニカルラダー

能力	行動目標
ニーズを捉える力	●緊急かつ複雑な状況を把握し、ケアの受け手を取り巻く多様な状況やニーズの情報収集ができる。 ●ケアの受け手や周囲の人々の価値観に応じた判断ができる。
ケアする力	●ケアの受け手の複雑なニーズに対応するためあらゆる知見を動員し、ケアを実践・評価・追求できる。 ●複雑な問題をアセスメントし、最適な看護を選択できる。
協働する力	●複雑な状況の中で見えにくくなっているケアの受け手のニーズに適切に対応するために、自立的な判断のもと関係者に積極的に働きかけることができる。 ●多職種連携が十分に機能するよう、その調整的役割を担うことができる。 ●関係者、多職種間の中心的役割を担うことができる。 ●目標に向かって多職種の活力を引き出すことができる。
意思決定を支える力	●適切な資源を積極的に活用し、危機的状況にあるケアの受け手や周囲の人々の意思決定プロセスを支援できる。 ●法的および文化的配慮など多方面からケアの受け手や周囲の人々を擁護した意思決定プロセスを支援できる。 ●ケアの受け手や周囲の人々の人生観と意思決定を統合的に捉えることができる。

出典：日本救急看護学会 「救急看護師のクリニカルラダー」を参考に作成

このような力を持てるよう各医療施設において教育体制を整え、かつ個人においても自己研鑽(けんさん)を積み重ねることが望まれます。

また、患者とその家族が求めているものを知ることも重要です。重症・救急患者家族のニードを測定するアセスメントツールとして**CNS-FACE** * があります。

その中でニードの下位概念は次表のように6つに分類されており、測定結果からそれぞれのニードは時間の推移とともに変化するといわれています。

救急外来においては情報と保証のニードが最も高いという結果が出ていることから、それらのニードを捉え充足できるような看護介入が必要だといえます。

▼CNS-FACEのニードの測定概念

ニード	
社会的 サポート	医療従事者、家族、知人など人的、社会的リソースを求めるニード。 サポートの中でも社会的サポートシステムを志向するようなニード。
情緒的 サポート	自己の感情を表出することによってそれを満たそうとするニード。 サポートの中でも、情緒的表現を通して、それを受け止めてもらったり対応してもらいたいと、意識的あるいは無意識的に表出されたもの。
安楽・安寧	家族自身の物理的・身体的な安楽、安寧(あんねい)、利便を求めるニード。
情報	患者のことを中心にした様々なことに関する情報を求めるニード。
接近	患者に近づき、何かしてあげたいと思うニード。
保証	患者に行われている治療や処置に対して安心感、希望などを保証したいニード。

出典：山勢博彰ほか、「CNS-FACE Ⅱについて」(http://ds26.cc.yamaguchi-u.ac.jp/～cnsface/user/html/about.html) より (一部抜粋)

記録と引き継ぎの重要性

救急看護は、救急外来での初療の場面が主となります。その後は集中治療室や病棟への入院、専門医療機関への転院、もしくは自宅や地域へ退院することとなり、携わる医療スタッフが替わることが多いと思われます。

その際、救急外来で得た情報やニーズを途切れることなく引き継ぐことが重要です。「救急外来で話したことが伝わっていない」、「申し送りで言われなかった」ということのないよう、それぞれの医療機関で救急外来での記録と引き継ぎのルールを決めておくとよいでしょう。

救急外来はともすると急患を連れてくる（＝病棟はただでさえ忙しいのに、さらに仕事を増やされる）というネガティブなイメージを持たれがちです。病院全体で「地域住民のための救急医療」という共通認識のもと、お互いの立場を思いやりながら働けると、スムーズな引き継ぎやよりよい継続看護ができるように思います。

＊**CNS-FACE** Coping & Needs Scale for Family Assessment in Critical and Emergency care settingsの略。

chapter 3

トリアージ

救急看護師の役割は、いかに的確に安全に患者さんの診療をサポートできるか、
そして早期治療に結び付けられるかに尽きます。
それらを行うためには、患者さんをアセスメントする能力もさることながら、
チーム医療を意識してマネジメントすることや
円滑なコミュニケーションを図ること、また患者さんを
受け入れるまでの準備を十分にしておくことなどがポイントになります。

トリアージの基本

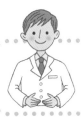

トリアージとは、短時間で患者の緊急度・重症度を評価し、診察の優先順位を判定するものです。

➕ いかに迅速な介入につなげるか

数多くの患者が受診する救急外来で緊急度・重症度の高い患者さんをできるだけ早く特定し、迅速な介入につなげることができるか、が最も重要になります。

そのために、信頼性・妥当性の高いいくつかのトリアージの方法が知られていますので、勤務先の施設でのプロトコールをよく知ることが大切です。

国内であれば**JTAS**[＊]を採用している病院が多いと思われます。JTASでは、第一印象を重要視しています。第一印象が悪いと判断したら、次のステップに進む前に診察を優先させることを考慮します。

トリアージは、来院方法や年齢を問わず実施することが望ましいとされます。小児のトリアージに臨む際は、年齢によるバイタルサインの正常値や特有の危険兆候を知っておくことも重要です。

➕ トリアージの必要性と方法

トリアージの必要性と方法を、次のとおりに理解しましょう。

❶トリアージの必要性と方法を理解する。
❷主訴から緊急度・重症度を考える。

●第一印象
ぱっと見の「何だがおかしいな」という直感を大切にします。バイタルが安定していても医師には一声かけたほうがいいでしょう。

●ABCDEで評価
次のようにABCDEで評価します。これらのいずれかが不安定な場合は、緊急性が高いので医師に連絡します。

Airway（気道）
Breathing（呼吸状態）
Circulation（循環）
Dysfunction of CNS（意識）
Exposure（体温循環）

＊ **JTAS** Japan Triage and Acuity Scaleの略。「ジェイタス」と読む。

トリアージの分類

JTAS（緊急度判定支援システム）では、5段階に分類します。

▼トリアージレベル

トリアージレベル	適 応
レベル1　蘇生 （ただちに診察）	生命または四肢を失う恐れ（または差し迫った悪化の危険）があり、積極的な治療がただちに必要な状態。
レベル2　緊急 （15分以内に診察）	潜在的に生命や四肢の機能を失う恐れがあるため、医師による迅速な治療介入が必要な状態。
レベル3　準緊急 （15〜30分以内に診察）	重篤化し救急処置が必要になる潜在的な可能性がある状態。強い不快な症状を伴う場合があり、仕事を行ううえで支障がある、または日常生活にも支障がある状態。
レベル4　低緊急 （60分以内に診察）	患者の年齢に関連した症状、苦痛と感じる、潜在的に悪化を生じる可能性のある症状で、1〜2時間以内の治療開始や再評価が望ましい状態。
レベル5　非緊急 （2時間以内に診察）	急性期の症状だが緊急性のないもの、および増悪の有無にかかわらず慢性期症状の一部である場合。

▼来院時症候とトリアージレベル（例）

来院時の症状・訴え	JTASレベル
40歳男性。反応がなく道路に倒れていた。来院時は中度の呼吸困難あり皮膚は蒼白で浸潤。	1
60歳女性。呼吸苦の訴えあり努力様呼吸である。文節単語の会話で吸気時喘鳴認める。SpO₂は91%。	2
50歳男性。ふだんの血圧は120/60mmHg、来院時150/80mmHgである。その他症状なし。	3
34歳女性。38.5度の発熱あり来院。全身状態はよい。	4
内服薬の続きが切れた。処方希望で来院した。	5

再トリアージの大切さ

患者さんは、短時間で状態が変化する可能性があります。規定された時間以上の待ち時間が生じるようなら、状態変化がないかの確認は定期的に行うべきです。

●**主訴や症状から緊急度・重症度を考える**

トリアージは、短時間で情報収集を行い危険な病態が隠れていないか予測しなければならないため、トリアージレベルが高くなり得る症例の典型的な主訴や症状経過は押さえておくほうがよいでしょう。主訴から疾患を予測し、緊急性がないか評価することができます。

▼危険な主訴や症状と想定できる疾患の例

心窩部痛・背部痛	ACS・狭心症・大動脈解離
網状チアノーゼ・冷感・冷汗・湿潤・顔面蒼白・せん妄	末梢循環不全
意識レベルの低下・嘔吐・脳神経学的異常所見・失禁・頭痛	頭蓋内出血・脳梗塞・（＋発熱があれば細菌性髄膜炎）
頻呼吸・息切れ・努力様呼吸・チアノーゼ・喘鳴	重症呼吸不全・喘息発作・窒息、アナフィラキシー
持続腹痛・筋性防御・発汗	消化管出血/穿孔・腹膜炎・卵巣出血/捻転・精巣捻転・重症膵炎・胆嚢炎・胆管炎

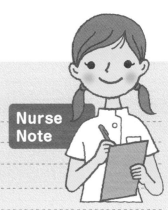

トリアージの基本

Nurse Note

- 第一印象が大事です。ぱっと見の患者さんの状態を評価します。何か変だと感じたら、まず医師を呼びます。トリアージを始める前に診察できる環境を整えてバイタル測定をします。
- 基本的にはＡＢＣＤＥでまず評価します。まれですが待合室で心肺停止になることもあります。死戦期呼吸（喘ぎ呼吸）をしっかり認識しましょう。
- 特に緊急対応が必要な疾患の症状については把握し、危険な主訴が聞かれた場合には早めの診察を医師と相談します。

災害時のトリアージ

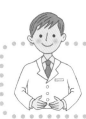

トリアージ（Triage）は治療（Treatment）、搬送（Transport）とともに重要な3つの要素（3T）の1つです。

災害トリアージとは

トリアージの目的は、多数の傷病者に必要な医療を提供するために、限られた人的・物質資源を最大限に活用し、傷病者の緊急度や重症度を迅速に評価し、治療や搬送先の優先順位を決定することです。

病院と大きく異なるのは、多数の傷病者が一度に発生するということ、また、限られた医療資源の中で助かる可能性のある傷病者を救命するということです。以下に**災害トリアージ**のポイントをまとめていきます。

▼病院と災害現場の違い

通常の救急対応	災害対応
現有する人や資材、搬送力を傷病者にすべてつぎ込むことができる（傷病者にとって最良の結果を求める）。	現有する人や資材、搬送力で最大多数の傷病者を救命する（個々の傷病者の対応は制限を受ける）。

● **トリアージのポイント**

トリアージのポイントは、次のとおりです。

❶緊急性の高い傷病者を選別し、搬送・治療の優先順位を決める。

❷救命不可能な傷病者に時間や医療資源を費やさない。

❸治療不要な軽傷病者を除外する。

● **トリアージは繰り返し行う**

災害が発生すると傷病者は1つの場所に留まるのではなく、災害現場➡救護搬送所➡救護所➡病院と移動します。その移動の中で軽症だった傷病者が重症化することがあります。時間経過により最初のトリアージから状態が変化するのです。したがって、トリアージは初回で終わりではなく、それぞれの場所で繰り返し行い、修正していく必要があります。

● トリアージの方法

　わが国のトリアージ区分は4つで、色により識別されます。歩行や簡単な生理学的評価で迅速に判断する**一次トリアージ**、一次トリアージ後に解剖学的評価を加えることにより一次トリアージの正確性を上げ、かつ治療や搬送の優先順位を決定するための**二次トリアージ**があります。

▼トリアージカテゴリー

分類	識別	傷病者の状態
最優先治療群（重症群）	赤（I）	ただちに処置を行えば救命可能。
非緊急治療群（中等症群）	黄（II）	多少治療の時間が遅れても生命に危険がないもの。基本的にはバイタルサインは安定している。
軽処置群（軽症群）	緑（III）	上記以外の軽易な傷病で、ほとんど専門医の治療を必要としない。
不処置群（死亡群）	黒（0）	すでに死亡、または処置を行っても明らかに救命が不可能。

一次トリアージ

　START＊**変法**とも呼び、簡便な評価で迅速にふるい分けます。呼吸・循環・意識の3つの簡便な生理学的評価です。30秒程度で評価します。各評価においてトリアージ区分が判定できれば、その先の評価は省略可能です。

　例えば、呼吸の異常がある場合、循環や意識の評価は行うことなくトリアージ区分I（赤）となります。

▼START変法

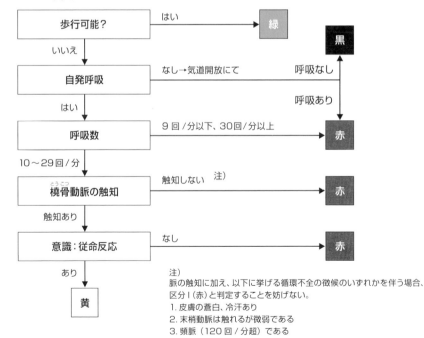

注）
脈の触知に加え、以下に挙げる循環不全の徴候のいずれかを伴う場合、
区分I（赤）と判定することを妨げない。
1.皮膚の蒼白、冷汗あり
2.末梢動脈は触れるが微弱である
3.頻脈（120回／分超）である

出典：『標準多数傷病者対応MCLSテキスト』、監修 一般社団法人日本集団災害医学会、編集 大友康裕、ぱーそん書房、2014年

二次トリアージ

PAT＊法とも呼びます。より精密な方法に
よって精度を向上させます。

▼PAT法

第1段階：生理学的評価	第2段階：解剖学的評価
意識：JCS 2桁以上、GCS：8以下 呼吸：30/分以上、9/分以下 脈拍：120/分以上、50/分未満 血圧：sBP 90未満、200以上 SpO₂：90%未満 その他：ショック症状 　　　　低体温（35℃以下）	（開放性）頭蓋骨骨折 頭蓋底骨折 顔面・気道熱傷 緊張性気胸、気管・気道損傷 心タンポナーデ、 気胸、血気胸、フレイルチェスト 開放性気胸、腹腔内出血、腹部臓器損傷 骨盤骨折、両側大腿骨骨折、頸髄損傷 デグロービング損傷、クラッシュ症候群 重要臓器・大血管損傷に至る穿通外傷

いずれかに該当すれば区分Ｉ (緊急)赤

第3段階：受傷機転による対応

評価など	傷病状態および病態
受傷機転	体幹部の狭圧・1肢以上の狭圧（4時間以上）・爆発・高所墜落・ 異常温度環境・有毒ガス発生・特殊な汚染

いずれかに該当すれば区分Ⅲ(軽症)緑から区分Ⅱ(非緊急)黄に変更する。

第4段階：災害時要援護者（災害弱者）の扱い

小児・妊婦・基礎疾患のある傷病者・高齢者・外国人（言葉が通じない）

該当すれば区分Ⅲ(軽症)緑から区分Ⅱ(非緊急)黄への変更を考慮できる。

第1段階	生理学的評価
第2段階	全身観察による解剖学的評価

1、2で該当があればトリアージ区分Ｉ（赤）

第3段階	受傷機転による評価
第4段階	災害時要援護者の評価

出典：『標準多数傷病者対応MCLSテキスト』、監修 一般社団法人日本集団災害医学会、編集 大友康裕、ぱーそん書房、2014年

＊ START　Simple Triage and Rapid Treatmentの略。
＊ PAT　　　Physiological and Anatomical Triageの略。

災害弱者も考慮

災害弱者 (WATCH PPP) に注意します。女性 (W)、高齢者 (A)、旅行者 (T)、小児 (C)、障害者 (H)、妊婦 (P)、病人 (P)、貧困 (P) は、必要に応じて区分II (黄) を考慮します。

● トリアージタグ

トリアージタグとは、災害現場のカルテのようなものです。記載内容が以降のすべての過程を左右します。他職種と共有するため、特殊な表現は避け、また情報はわかりやすく記載することが大切です。

傷病者の状態は時間経過で変化するためトリアージは繰り返し行い、その都度、追記・変更します。

傷病者のタグを付ける位置も決められているため確認します。右手首に装着するのが原則ですが、創傷や切断の場合は左手首➡右足首➡左足首➡首の順に装着します。

▼トリアージタグの例

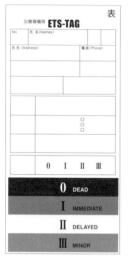

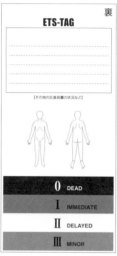

タグの装着位置

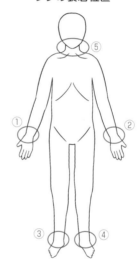

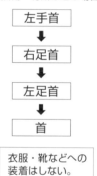

・右手首に装着（原則）
損傷・切断などの場合、

左手首
↓
| 右足首 |
↓
| 左足首 |
↓
| 首 |

衣服・靴などへの装着はしない。

災害時のトリアージ

- 災害時のトリアージは迅速に行います。日本ではSTART変法やPAT法があります。
- 緊急性の高い傷病者を選別し、優先的に処置・搬送します。
- 軽症患者を除外し、救命困難な傷病者には時間や資源を費やさないことを意識します。
- トリアージは繰り返し行うことが大切です。
- トリアージタグはわかりやすく記載し、決まった位置に装着します。

Nurse Note

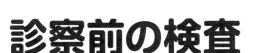

診察前の検査

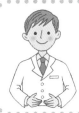「診察前の検査」と聞いて、はてな？ となった方もいるかもしれません。例えば、トリアージで主訴が「胸痛」や「胸部不快感」だった場合に心筋梗塞を疑い、心電図をとることや、転倒などで明らかに骨折が疑われる場合に、診察前にレントゲンをとるか医師と協議することなどは、診察前検査に入ると考えます。

診察前の検査

　診察前に検査を早めに行うメリットとしては、検査や治療の必要性を早めに判断できることと、患者の急変や症状の進行を防げることが考えられます。

● 主訴や症状と検査（例）

　診察前の検査にはどのようなものがあるのでしょうか。また、実際に患者を受け入れる際に、どのような準備をしておくことが望ましいかについても、下の表に簡単にまとめます。

▼心電図：来院から15分以内に実施する。心窩部痛の場合も忘れずに行う

主訴/症状	胸痛、胸部の違和感、動悸、背部痛、不整脈、心窩部痛、失神、前失神・ショック、徐脈、頻脈、歯が痛い、肩が痛い、嘔気、嘔吐
疾患	ACS、狭心症、気胸、肺塞栓、大動脈解離、不整脈、心原性ショック、失神

▼頭部CT・MRI：来院から25分以内にいずれかを実施する。検査を急ぐか医師と相談する

主訴/症状	麻痺や脱力、歩行障害、構音障害、強い頭痛、外傷、意識レベルの低下、繰り返す嘔吐、せん妄
疾患	脳梗塞・脳出血

▼レントゲン：検査を急ぐか医師と相談する

主訴/症状	呼吸苦、胸痛、熱と痰の増加、血痰、外傷
疾患	気胸、肺炎、心不全、喘息、肺塞栓、アナフィラキシー、転倒後歩けない

医師とのコミュニケーション、病院ルール

主訴や症状から緊急度や重症度の高い疾患を想定した際には、より早く診察や検査を行う必要があります。そんなときのために、病院ごとに決まりごとをつくっておくと、迷わずに早期介入が行えるようになります。

例えば、トリアージの段階で胸痛という主訴ならば、心電図検査を診察前に行い、すぐ医師に評価を依頼するという流れをつくります。また、例えば70歳以上の高齢者が確実に頭部打撲をしたという主訴の場合は、医師に報告し、診察の前に頭部CT検査を行うよう手配する……など、ある程度のルールを設けておくと、より効率よく診療が行えるかもしれません。これらを行うには医師と看護師の連携が不可欠なので、緊密にコミュニケーションをとっていく必要があります。

先生、いまトリアージしている患者さんが1時間前にベッドから転落して右肘を強く打ったみたいです。明らかに変形しているのですが、診察前にレントゲンいきますか？ バイタルサインは安定していて痛みも自制内です。

看護師

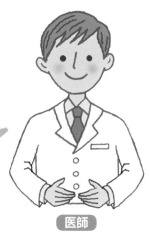

そうだね。
いまオーダーしたから先に検査行ってきてもらえるかな。よろしく。

医師

診察前の検査と受け入れ準備

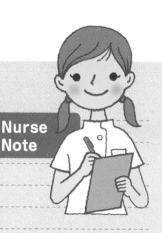

Nurse Note

- 主訴や症状から緊急度・重症度を判断し必要な検査を考える癖をつける。
- 医師と緊密にコミュニケーションをとりながら診療を進める。
- 診察前の検査に対して病院ごとにルールを決めると初期対応がスムーズになる。

患者の受け入れ準備

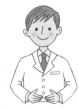 高エネルギー外傷や心肺停止患者などの入電があったら、ある程度の人員が必要になります。ただ人を集めるだけではなく、記録をする人、メインで患者を担当する人、外回りをする人など役割を明確化し患者対応を行います。余裕があれば、医師とコニュニケーションをとり、何人のスタッフが必要かディスカッションできるといいでしょう。

✚ 準備がスムーズにいくプラスアルファの癖

物的資源に関しては、基本的な患者受け入れの準備［外液検査、血液検査（血算・生化学・凝固・血液ガス）、心電図、記録用紙、寝衣など］をしたうえで、救急隊からの情報をもとに追加で準備します。

様々なシチュエーションに合わせて準備が必要ですが、基本的な受け入れの準備を理解したうえで、患者の病態や疾患、検査を予測しながらプラスアルファの準備する癖をつけると、準備がスムーズにいきます。

▼基本的な患者受け入れの準備（例）

患者情報	疾患の予測	プラスアルファの準備	検査
□血圧低下 □冷汗	ショック ACS 大動脈解離	・点滴ルート2本 ・緊急カテーテルに備えて準備（抗血小板薬、剃毛）	・心電図 ・血液検査 ・超音波 ・レントゲン/CT
□明らかな麻痺 □意識障害	脳梗塞 脳出血	・挿管（そうかん）の準備 ・TPAに備えて準備・薬剤、体重測定機械、NIHSS表、禁忌チェック表	・血液検査 ・頭部CT、MRI
□血痰	結核 気管損傷 肺胞（はいほう）出血	・N95マスク ・隔離準備	・血液検査 ・胸部レントゲン/CT
□浮腫（ふしゅ） □SpO₂低下 □高血圧	心不全	・NPPV ・BNP採血管 ・血管拡張薬 ・利尿剤	・心電図 ・血液検査 ・胸部XP ・超音波
□関節の変形 □骨露出	開放骨折	・生食（洗浄用：最低3L分） ・縫合セット ・抗菌薬、破傷風（はしょうふう）トキソイド ・シーネや包帯	・レントゲン/CT ・血液検査

日頃から物品の位置を正確に把握しておくことも大事です。また、疑った疾患に対しての検査内容も理解しておくと、より次のアクションを起こしやすいので、そのことも意識します。

特に重症の外傷や、心肺停止に対するECMO導入などは、救急外来にて医師とともにチームとしてプロトコルをつくり、シミュレーションによって確認しておくことが望まれます。

外傷患者の受け入れの例

外傷患者の入電があったら、まず以下の確認を
行います。

▼MISTによる確認

M	Mechanism	受傷機転
I	Injury	創傷はどこか
S	Sign	バイタルサイン、症状
T	Treatment	行っている処置

● 症例

40代男性、バイクとトラックの衝突事故でバイクのほうです。
右胸部に打撲痕があり痛みを訴えています。
バイタルサインは血圧120/60mmHg、体温36.5度、SpO₂は90%、
呼吸回数30回、脈拍120回です。行っている処置はありません。

想定される疾患	準備するもの	検査
緊張性気胸 大量血胸 肺挫傷	・人員 ・モニター ・頸椎カラー ・補液 ・胸腔ドレーン挿入準備	・血液検査 ・超音波 ・心電図 ・胸部レントゲン/CT

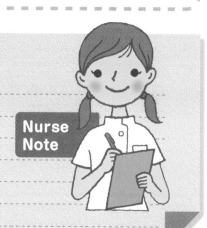

患者の受け入れ準備

- 患者の来院前から必要な人員、物質賀源を準備する。
- 救急隊からの情報から必要な検査や転帰を予測して行動する。
- 情報はチームでシェアする。場合によってはホワイトボードなどを活用する。

Nurse Note

救急患者のフィジカル
アセスメント

ショックのパターンを覚えて、徴候を見逃さないことが重要です。
呼吸・循環・脳神経のポイントを踏まえて、順を追って、
見逃しや見誤りを防ぐために系統立てて評価することが重要です。

フィジカルアセスメント

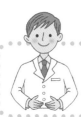

救急のフィジカルアセスメントは、身体所見をとりながら、目の前の患者にいま起こっていることをアセスメントする必要があります。

ショックの5徴候と一次評価

救急現場での**フィジカルアセスメント**は、病院内で行うよりも難しく感じるのではないでしょうか。理由としては、以下の2つがあります。

①分単位、時間単位で病態が変わることがある。
②全身のフィジカルアセスメントをすることに固執すると時間が経過してしまい、その結果、治療介入を遅らせてしまう。

そのため、最初の2〜3秒で患者を見て、聞いて、外観、循環、皮膚色などを観察し、緊急度の高い病態かどうかを見極める必要があります。この際には、ショックの5徴候が役に立ちます。

● **ショックの5徴候**

皮膚蒼白
虚脱
脈拍微弱
冷汗
呼吸不全

これを覚えておき、フィジカルアセスメントをして緊急度や重症度の高い病態かどうかを見極めます。実際の救急現場では、主に使用されているのは3主徴（意識障害、冷汗、脈拍微弱）です。

● **意識障害**

脳の循環障害を反映しており、不安・混迷・昏睡など症状は様々です。ショックと意識障害が並存する場合には、ショックの治療を優先させます。

● **冷汗**

皮膚は冷たく湿潤し、青白くなります。患者の皮膚に直接触れて感じてみます。

● **脈拍微弱**

血圧計がないときには、触知できる部位で収縮期血圧を類推できます。

橈骨動脈：収縮期血圧は80mmHg以下
大腿動脈：収縮期血圧は70mmHg以下
頸動脈 ：収縮期血圧は60mmHg以下

と推定されます。

そのほかにも、血圧と脈拍によって想定される疾患があります。このバイタルサインのパターンを見たら、こんな疾患があるのかもしれない、と思い浮かべられるようになりましょう。

●バイタルサインのパターン

バイタルサインのパターンを以下に示します。

低血圧＋頻脈➡各種ショック

低血圧＋徐脈➡心原性ショック
（房室ブロックなど）

発熱＋頻脈➡敗血症性ショック

高血圧＋頻脈➡痛み、心不全、せん妄

高血圧＋徐脈➡クッシング徴候
（頭蓋内圧亢進）、AVブロック

心電図の波形、心音、脈拍の確認を同時に行うことで、血管病変と不整脈疾患を知ることができます。脈の遅速、左右差・上下肢差の有無、呼吸性変動（奇脈）も評価できるとよいです。

その後、一次評価、二次評価というように進行し、全身の評価を徐々に詳細に行っていきます。

●一次評価

Airway(気道)：

発語、シーソー呼吸・陥没呼吸・ストライダーの有無。

Breathing(呼吸)：

呼吸数、深さ、呼吸副雑音の有無、酸素飽和度。

Circulation(循環)：

色、心拍数、リズム、血圧、脈拍、毛細血管再充満時間。

Dysfunction of CNS(意識)：

JCS (Japan Coma Scale)、GCS (Glasgow Coma Scale)、対光反射、麻痺の有無の確認。

Exposure(体温循環)：

低体温、出血、腹部膨満感など。

呼吸系のポイント

このときに重要なのは、ABCの安定化を絶えず確認して進むことです。何かあれば、一次評価に戻ります。常に生理機能の変化を早期に把握して、異常があれば医師に報告します。また、救急診療の基本はABCですが、その中でもAは重要です。窒息のような気道閉塞などA自体に問題あるときはもちろんですが、BCDに問題がある場合にもAの確保が優先されます。

また、身体の部位ごとに呼吸音の聴診を行い、各部位について正常呼吸音と各異常呼吸音を判別できる正しい場所で正しい音を聴取できること、副雑音を認めた際にその副雑音が何であるかを判断できることが必要です。

循環系のポイント

循環器の疾患は、ささいな疾患を見逃すことで重症化したりするので、フィジカルアセスメントは欠かせません。

例えば、心不全らしいということがわかったら、フィジカルをとるにはどこにポイントを置くかが大切になってきます。心不全を積極的に疑う場合、特異的な所見としては、頸静脈の怒張と浮腫、心雑音の聴取ができるかどうかなど、自分はいま何を見ようとしているかという意識を持つことが大事です。

脳神経系のポイント

　Dの異常の確認として、JCS、GCSを評価します。JCS、GCSは、患者さんがいまどのような意識障害なのか、それがどのような経過をたどっているのか、共通のスケールを使用して把握します。そして、共同偏視、瞳孔左右差、四肢の麻痺を確認します。Dは変化の有無の確認が重要で、変化していれば悪化していることを示しています。

二次評価

　病歴の確認と、頭のてっぺんから足の先まで詳細なフィジカルアセスメントを行います。

　このようなアプローチは、診断がついた入院患者では行いません。

　情報収集をし、バイタルサインで絞り込み、フィジカルアセスメント、検査を実施していくという基本的な流れは、救急外来の初診患者で行われるため、しっかり習得しておく必要があります。

● 見逃しやすい所見

　このときに、見逃しや見誤りを減らすため、くまなく問診や身体所見をとれるようにあらかじめ項目をまとめておくことで、抜けがなくなります。見逃しやすい所見には以下のようなものがあるので、注意深く観察してください。

> 項部硬直、ケルニッヒ徴候、皮疹（特に背部、大腿、手掌）、褥瘡、足壊疽（靴下を脱がす）、浮腫、関節の腫脹・熱感

　バイタルサインといえば意識レベルも入っていますが、意識障害があると大急ぎで頭部CTを撮影しようとする場面に出くわしたことはないでしょうか？

　頭の中では、A➡B➡C➡Dの判断プロセスが必要であることはわかっているのに、Dの異常に目を奪われて、その他のバイタルサインの異常が頭の隅に追いやられてしまうことがあるのです。

　バイタルサインが安定するまで、移動の必要性があり、急変対応が難しいようなCT検査などはできないということを忘れないようにしましょう。

呼吸系の
フィジカルアセスメント

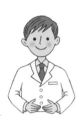

呼吸に関するフィジカルアセスメントは、聴診以外に視診によって胸郭の拡張を確認し、打診によって横隔膜の動きを確認することも含まれますが、すべての目的は「換気」の状態をみることです。救急のような手間や時間をかけられない場合に、呼吸音の聴診以外をする意義はあまりありません。そのため、あれこれと手を広げるよりも、呼吸音評価の精度を高めるほうが、実践的にも呼吸器のアセスメントの有効性を向上させます。
バイタルサインの測定時に、呼吸に関しては呼吸数のほか、深さ、速さ、リズムに注目します。

異常呼吸音

呼吸器に病変があるとき、通常の呼吸音とは別に聴こえる音を異常呼吸音と呼びます。異常呼吸音は副雑音または二次性音とも呼ばれ、肺性の副雑音は以下の4つに分けられます。

● **細かい断続性副雑音**
（ファイン・クラックル：fine crackles）
繊維化し弾力性を失った肺胞が膨らむときに鳴る音と考えられ、肺胞壁が肥厚することで起こる末梢レベルのトラブルが原因とされています。

● **粗い断続性副雑音**
（コース・クラックル：coarse crackles）
気道内の湿気の中を空気が通過し、水をはじくように鳴る音と考えられます。細菌性肺炎、肺水腫などにより局所に水分が増加し、気道内の増加した分泌物の中で気泡が破裂することにより生じます。

● **低調性連続性副雑音（ロンカイ：rhonchi）**
気道狭窄により狭まった場所を空気が通過することによって起こります。

● **高調性連続性副雑音（ウィーズ：wheezes）**
気道狭窄によってできた、より小さな穴を空気が通過するときに起こります。気管支喘息、肺水腫などによって比較的太い気管支の内腔が狭窄したために起こります。

呼吸音の聴診をする目的

細かい断続性副雑音は、肺胞そのものの構造に何か問題が起きていると考えます。つまり、**肺胞の伸びの悪さ**を示します。

粗い断続性副雑音は、気道内に余分な水分が溜まっているため生じる音で、「気道に過剰な水分があること」を示しています。

このように、身体の中の状態を突き止められる＝副雑音がなぜ起きているのかの意味が理解できていれば、必要な判断・対処を行うことができます。

例えば、肺炎を疑ったとき、ファイン・クラックルとコース・クラックルの鑑別が困難となる場合もありますが、その音が何なのかということだけに重きを置くのではなくて、臨床経過でクラックルが増強しているのか、減弱しているのかの経過を追うことも重要です。救急現場で、時間に追われ聴診するタイミングが難しいこともありますが、「いまなぜ聴診を行うのか」という目的を明確に持って、効率的に聴診をします。

column

呼吸数を測定していますか？

呼吸数は、**ネグレクトバイタルサイン**ともいわれ、測定や記録が軽視される傾向にあります。救急搬送されてくる患者が、あらかじめ重症とわかっていれば連続的なモニタリングがされており、急変に気づくこともできるでしょう。しかし、一見落ち着いている患者にも急変は起こります。

急変した患者の多くは、6〜8時間前に急変の前兆＝「呼吸数の変化」が認められているといわれます。この事実から、「呼吸」の変化を見逃すと、数時間後には心停止に陥る場合があることがわかります。しかし、呼吸数をきちんと測定していれば、予期せぬ死亡を未然に防ぐことが可能だということも想像できると思います。みなさんは、このコラムで呼吸数の測定の大切さを知ったので、呼吸数の測定をぜひお願いします。

循環系の
フィジカルアセスメント

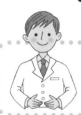

循環系のフィジカルアセスメントの目的は、必要とする血液が身体の隅々まで届けられているのかを確認していくことが目的です。

触診

触診による確認は、次のとおりです。

❶基本的に脈の診察は橈骨動脈を触知することで行います。脈の速さ、大きさ、波の形、左右差の有無に注意します。

❷浮腫は前脛骨面と足背で触診しやすく、前脛骨面（ぜんけいこつめん）を母指で5秒間押して離します。母指を離したあとにその部位を指で触って凹みを確かめます。

❸末梢冷感を認めたら、生命の危機に瀕（ひん）しているか、心臓が末梢へと血液を送り出す力が弱っている可能性が高いです。

視診

視診では頸静脈、心臓、浮腫などを観察します。

●頸静脈の怒張

頸静脈を観察することによって、中心静脈圧を推定することができます。中心静脈圧上昇が起こると内頸静脈の怒張が認められますが、この場合は右心不全の可能性が考えられます。内頸静脈はかなり深いため、青くは観察されません。外頸静脈と間違えないようにします。

●心臓の大きさを推定する

心尖拍動（しんせん）は、位置によって心拡大の有無を判断します。心尖拍動は通常は仰臥位（ぎょうがい）で、第5肋間鎖骨中線付近にあります。仰臥位で心尖拍動が鎖骨中線よりも外側に存在する場合は、心拡大の存在が疑われます。

●浮腫

心不全では四肢の浮腫を観察します。ただし、寝たきりの場合は背部、臀部（でんぶ）の浮腫にも注意が必要です。

聴診

聴診には、Ⅰ、Ⅱ音の同定のほか、過剰心音や心雑音の確認が必要です。

● Ⅰ、Ⅱ音を同定

Ⅰ、Ⅱ音を識別することで、心室の収縮期と拡張期を区別します。心雑音が収縮期に聴取されたか拡張期に聴取されたかで、判断意義が異なってくるので重要となります。

● 過剰心音：Ⅲ音、Ⅳ音の有無を確認

異常所見のサインを見抜くために必要となります。

● 心雑音の有無を確認

心雑音があれば、収縮期雑音と拡張期雑音で分類します。

column

「ショック」状態にある患者の身体所見をみてみましょう

フィジカルアセスメントを学んでも現場で活かせない、という経験をした人は多いのではないでしょうか。学びを臨床で活かすために、よく遭遇する**ショック**状態の患者と身体所見の組み合わせについてお話しします。

ショックは、①血液分布異常性ショック、②心原性ショック、③血液量減少性ショック、④閉塞性ショックの4つに分類されます。分類されたショックを鑑別するためには、身体所見、特に頸静脈怒張の有無や四肢の温冷が役に立ちます。臨床では、血圧低下があり循環不全が疑われる患者については、身体所見をもとにショックの種類を鑑別します。

・血液分布異常性ショック＝頸静脈怒張なし、四肢が温かい

・心原性ショック＝頸静脈怒張、コース・クラックルまたは浮腫などの心不全症状

・血液量減少性ショック＝頸静脈怒張なし、呼吸音清音、四肢が冷たい

・閉塞性ショック＝頸静脈怒張、呼吸音に左右差があれば緊張性気胸を考える

こんなふうに「ショック」ひとつでも、種類によって身体所見は変わるので、覚えておくと限られた時間の中でのアセスメントに役立ちます。「ショック」の患者さんに遭遇したら、ぜひ実践してみましょう。

脳神経系の
フィジカルアセスメント

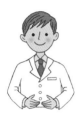

脳神経系で重要なのは、意識障害、バイタルサイン、左右差、脳神経所見の4つです。救急現場で、意識障害があることを見逃してしまうことは危険です。見逃す原因として、意識障害が軽度であるために状態が安定しているように見えてしまうことがあります。救急現場では、突然急変し、生命の危機に陥る可能性があるため、小さな徴候を見逃さないことが大切になります。

バイタルサイン

バイタルサインの中で特に瞳孔・呼吸パターンに注目します。

●瞳孔

対光反射には、光を受けた側が縮瞳する**直接対光反射**と、その反対側が共調して同程度に縮瞳する**間接対光反射**があります。脳幹に大きな障害があれば、左右とも反応しなくなります。また、対光反射に明らかな左右差が出ている場合は、脳幹だけでなく脳の末梢神経にも何らかの問題があると考えます。

瞳孔の観察と対光反射の観察は、一連の流れで実施するので一緒に覚えておきましょう。

●呼吸パターン

脳幹に障害が及ぶと、呼吸運動の指令が形成されなかったり、されても通常のようにスムーズに運動ができません。呼吸パターンの異常の出方は障害部位によって異なるため、呼吸パターンを観察することで、脳幹のどの部位に障害が及んでいるかを推測できます。

▼瞳孔の観察ポイント

患者さんに、正面遠方を見ているように説明する（調節・輻輳反射を起こさないため）
自然光の下で観察（明るすぎると縮瞳、暗すぎると散瞳してしまう）
左右差の有無は？
正円かどうか（正円でない場合、ぶどう膜炎、外傷、眼球内手術などを考えます）

▼直接・間接対光反射の観察ポイント

急に強い光を当てず、事前にまぶしくなることを説明（驚愕反射により瞳孔が拡大するため）
対抗反射は一瞬なので、光を当てる前に瞳孔径を確認する
対光反射が両側ともスムーズでない場合には中脳や脳幹の障害を疑う
瞳孔径に左右差がある場合には動眼神経麻痺やHorner症候群を疑う

呼吸パターン

呼吸パターンによる障害を下の表に示します。

▼呼吸パターンによる障害

波型	状況・疾患	波型	状況・疾患
頻呼吸	肺炎、発熱など	無呼吸	睡眠時無呼吸症候群
除呼吸	頭蓋内圧亢進状態、薬物中毒、麻酔時など	クスマウル呼吸	糖尿病や尿毒症などの代謝性ケトアシドーシス
多呼吸	呼吸窮迫症候群、過換気症候群、肺血栓塞栓症など	チェーンストークス呼吸	心不全、尿毒症、脳出血、脳腫瘍など
過呼吸	過換気症候群、神経症、もやもや病など	ビオー呼吸	脳腫瘍、脳外傷、脳膜炎（かなり重篤な場合）
減呼吸	－		

左右差の有無

身体所見上、右上下肢麻痺など明らかな左右差が認められる場合には、局在の神経症状を伴う意識障害として、積極的に脳卒中などの頭蓋疾患を考えます。しかし、脳卒中でも、くも膜下出血は左右差を認めないことも多いです。身体所見をとる際に、認知症や重度の意識障害がある場合は、神経所見をうまくとれない場合もあります。そのようなときは、左右差に注目してみます。

脳神経の異常

複視、視野欠損、聴力障害、発語障害などを確認します。これらの所見は必ずしも左右差として現れるわけではないので、注意が必要です。

chapter 5

救急看護技術の基本

....

救急看護の分野においても、複雑で高度な知識と技能を備えた
スペシャリストとしての看護者が求められるようになってきました。
本チャプターでは、主な救急看護技術の基本を理解しましょう。

気道確保

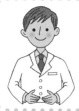

気道確保＝挿管と考えがちですが、気道確保の基本は用手的気道確保です。そして用手的気道確保＋マスク換気は、看護師ならば必ずできなければならない手技です。緊急時に医師が到着するまで、または医師が手を離せない状況で、上手に気道確保＋マスク換気ができるようになりましょう。

用手的気道確保のポイント

用手的気道確保のポイントは、次のとおりです。

❶まずは気道確保が必要かどうか？
　舌根沈下（いびき）、シーソー呼吸、鎖骨上窩や肋間の陥凹などがあれば気道確保が必要（医師の指示は必須ではない）。

❷用手的気道確保の方法
　頭部後屈-あご先挙上法、またはTriple airway法（頸部伸展-下顎挙上-開口）。頸椎損傷が否定できない外傷患者には頭部後屈は禁止。

❸他の介入
　吸痰、経鼻エアウェイ（禁忌：頭蓋底骨折）、経口エアウェイ（禁忌：咽頭反射あり）。

▼頭部後屈-あご先挙上法

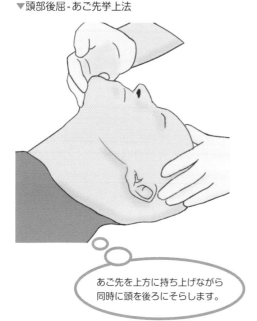

あご先を上方に持ち上げながら同時に頭を後ろにそらします。

▼Triple airway法

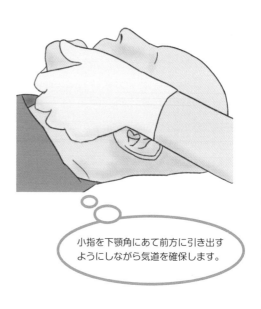

小指を下顎角にあて前方に引き出すようにしながら気道を確保します。

マスク換気のポイント

マスク換気のポイントは、次のとおりです。

❶まずはマスク換気が必要かどうか?
気道確保だけで呼吸状態が改善されれば、マスク換気は必要ない。

❷使用器具を選択
バッグバルブマスク (BVM) と**ジャクソンリース回路**がある。特別な理由がなければ、酸素供給がなくても換気ができるBVMを選ぶ。

❸マスク換気方法
左手でマスクフィットと気道確保をして、右手でバッグを揉む。回数は状況によるが、安定していれば12回/分でよい。有効な換気ができているかの判断は胸郭の挙上であるが、$ETCO_2$波形を出すと確実。そして、マスク換気のポイントは**マスクフィット**と**気道開通**の2点。

●マスクフィット
鼻根部と口角のフィットが甘くなりがちです。換気時のエアリークを感じながらフィットさせます。頬がこけている人、入れ歯を外した人、ほとんど歯がない人、ヒゲがもじゃもじゃの人はフィットが難しいです。

●気道開通
マスクフィットができていても気道が開通してなければ換気ができません。頸部伸展して左手で下顎挙上します。

▼バッグバルブマスク (BVM)

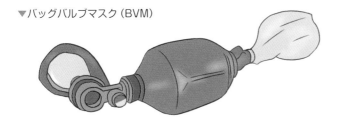

▼ジャクソンリース回路

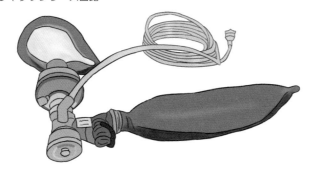

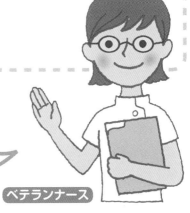

・1人法で難しければ2人法をします。ただし、2人法のほうがよい換気ができるので、人員が揃っていれば、まず2人法を選択します。
・上手くできないときは焦らずにマスクフィットと気道確保をやり直します。

ベテランナース

ラリンジアルマスク

ラリンジアルマスクは、声門上デバイスの一種です。看護師がラリンジアルマスクを挿入することはありませんが、留置された患者さんを担当することはあります。注意点を把握しておきます。

❶ ズレやすい（リークが増え、胸郭挙上が悪くなったら位置調整が必要）。
❷ 胃に空気が入りやすい（誤嚥を予防するために胃管を入れるのが望ましい）。
❸ カフに入れる空気の量は密着が得られる量にする。

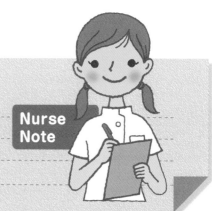

Airwayの管理の基本

- ABCのA（Airway）の管理の基本は、用手的気道確保とマスク換気です。緊急時に焦らないように人形を使って十分練習しておきましょう。

Nurse Note

マスク換気、上手にできますか？

　救急に携わる医療者なら、必ずマスク換気のシミュレーショントレーニングを受けていると思います。しかし、「マスク換気ができる」と自信を持って言える人はどのくらいいるのでしょうか？

　実際、患者さんにマスク換気をしている現場に立ち会うと、ほとんどの場合、上手にマスク換気ができていません。「バッグを揉んでも胸郭はあまり挙上していない（気道が開通していない、マスク横からリークしている）」「SpO$_2$が下がってくるため、マスクを顔に食い込ませて、さらに力いっぱいバッグを揉む（気道が開通していない）」などです。もしかしたら「バッグを揉むことができる＝換気ができている」という誤った認識があるのかもしれません。そのような場合は、換気の客観的指標であるETCO$_2$波形を表示しながら、マスク換気を行いましょう。2人で母指球法にて行うのがオススメです。

酸素療法

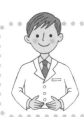

救急の現場ではとりあえず酸素を投与することがありますが、目的をはっきりさせることが大切です。まずは、低流量システムを上手に使えるようになりましょう。

だれに酸素を投与しますか?

患者さんの呼吸状態に合わせて、適切なデバイスで適切な酸素量を投与します。

❶低酸素血症がある
SpO$_2$ 90〜92%を維持できるように酸素を投与する (BMJの研究などから)。
❷呼吸仕事量が多い
頻呼吸、呼吸補助筋を使った呼吸をしている場合は、SpO$_2$が保たれていても酸素を投与する。

COPDのようにもともとCO$_2$が高い患者さんが呼吸不全になった場合は、SpO$_2$ 88〜92%を目標に酸素を投与します。高CO$_2$血症の悪化で意識障害をきたす (CO$_2$ナルコーシス) かもしれないので、観察を続けます。

投与器具

低流量 (〜10L/分) と高流量 (30L/分〜) に分かれます。低流量には鼻カニュラ、簡易酸素マスク、リザーバー付き酸素マスク、高流量にはベンチュリーマスクがあります。救急外来では低流量システムでよいでしょう。

●低流量システム
目的の吸入酸素濃度に合わせてデバイスと酸素流量を決めます (次ページ上の表)。鼻カニュラで酸素流量が多すぎると鼻粘膜の損傷につながり、マスクで流量が少なすぎるとCO$_2$の貯留につながるので避けます。

●高流量システム
まず酸素濃度を決めて、総流量30L/分以上になるように酸素流量を決めます (次ページの下の表)。総流量30L/分以下にすると高流量システムを使う意味がなくなるので注意します。つまり、ベンチュリーマスクでは酸素濃度50%が最大酸素濃度になります (製品によっては酸素濃度50%を設定できないものもあります)。

▼デバイス、酸素流量と吸入酸素濃度の関係

鼻カニュラ		簡易酸素マスク		リザーバー付き酸素マスク	
酸素流量 （L/分）	吸入酸素濃度 の目安（%）	酸素流量 （L/分）	吸入酸素濃度 の目安（%）	酸素流量 （L/分）	吸入酸素濃度 の目安（%）
1	24				
2	28				
3	32				
4	36				
5	40				
		5～6	40		
		6～7	50		
		7～8	60		
				7	70
				8	80
				9	90
				10	90～

▼酸素流量、吸入酸素濃度と総流量（L）の関係

酸素流量 （L/分）	吸入酸素濃度（%）					
	28%	33%	35%	40%	60%	80%
5	28	25	24	21	12	8
6	35	32	30	24	14	9
7	42	40	37	31	17	11
8	48	47	42	36	19	12
9	53	54	49	39	22	14
10	57	61	57	45	24	15

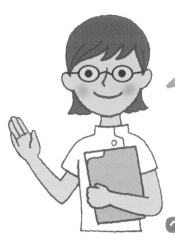

酸素流量と吸入酸素濃度の対応はあくまで推定濃度です。努力呼吸（1回換気量や分時換気量が大きい）があると、実際の吸入酸素濃度は低くなります。

ベテランナース

気管挿管

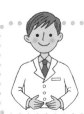

気管挿管を看護師が行うことはほぼありません。しかし、スムーズで安全な気管挿管には看護師のサポートが必要です。流れをイメージできるようにしましょう。

気管挿管の流れ

挿管者は患者さんの声門から目を離すことができません。的確にサポートしましょう。

● 準備

気管挿管のための準備は、次のとおりです。

❶人手を集める。最低人数は、挿管する医師1人、介助する看護師1人。

❷役割分担。挿管、挿管介助、薬剤投与、記録など。

❸薬剤準備（鎮静薬、鎮痛薬、筋弛緩薬、フラッシュ用生食）。

❹挿管に必要な物品の準備。酸素、バッグバルブマスク、聴診器、気管チューブ（5mm小さいサイズも）、スタイレット、潤滑ゼリー、喉頭鏡（ライト確認）、吸引、気管チューブ固定のテープ、挿管困難時のデバイス。

❺モニター装着（心電図、血圧計、パルスオキシメーター、$ETCO_2$）。パルスオキシメーターの音を出す。

❻薬剤投与ルートの確認。

❼患者さんをSniffing位にする（頭の下に枕）。

● 流れ

気管挿管の流れは、次のとおりです。

❶前酸素化（100%酸素で5分程度）。

❷鎮痛薬、鎮静薬、筋弛緩薬の順番で投与（状況に応じていくつかの薬剤を投与しない場合あり）。筋弛緩の効果が現れるのを待つ。

❸喉頭展開、気管挿管。
挿管者の左手に喉頭鏡を渡す。喉頭展開ができたら右手に気管チューブを渡す。

❹挿管できたらカフにエア10mLを入れる（あとでカフ圧調整）。

❺気管内に留置できたかの確認。
$ETCO_2$モニター（確実）、気管チューブの曇り、胸郭挙上、聴診（胸部、心窩部）、胸部レントゲン。

❻どちらかの口角でテープ固定。

❼人工呼吸器を装着。

❽胸部レントゲンを撮影後、気管チューブの深さを調整。カフ圧を20mmHg未満に調整。

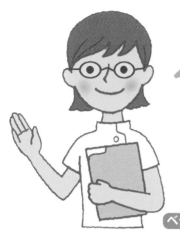

挿管が難しい症例では、ビデオ喉頭鏡（エアウェイスコープ、マックグラス）やガム・エラスティック・ブジーを使うかもしれません。または、挿管をせずにラリンジアルマスクを挿入することもあります。
気管チューブの確認方法で最も優れているものは、$ETCO_2$の連続モニタリングです。ただし、片肺挿管を見つけることはできません。

ベテランナース

人工呼吸器の設定

初期設定は医師が次の表のように行います。

▼初期設定

換気モード	A/C（アシストコントロール）
送気モード	VCV（従量式）またはPCV（従圧式）
FIO_2	1.0
PEEP	5 cmH_2O
換気回数	12回/分
1回換気量	6〜8 mL/kg（理想体重）
吸気時間	1〜1.5秒

調整は看護師が行うことも多いです。

・酸素についてはSpO_2 94〜96％になるようにFIO_2を調整します。

・二酸化炭素については$PaCO_2$と$ETCO_2$を参考に換気回数と1回換気量を調整します。

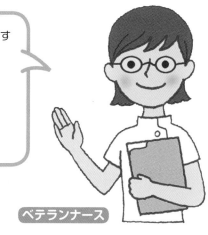

人工呼吸管理中の患者が急変したときには、次に示す
DOPEで対応します。

D：Displacement（気管チューブの位置異常）
O：Obstruction（気管チューブの閉塞、折れ）
P：Pneumothorax（気胸、特に緊張性気胸）
E：Equipment failure（人工呼吸器などの機器不良）

ベテランナース

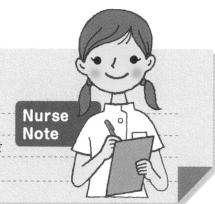

挿管

挿管の現場は緊迫した雰囲気になりやすいので、
ふだんからしっかりシミュレーションしておき
たいです。

Nurse Note

先を見越した挿管準備を！

　医療に「絶対」はありません。あなたの目の前で、いまから挿管する医師は自信に満ち溢れている
かもしれませんが、あなたは冷静に挿管困難リスクを判断して、挿管が失敗したときのための次の
手、さらにその次の手を準備しなくてはいけません。

　挿管困難リスクで有名なのは「**LEMONS**」のゴロ合わせです（Look externally：外見評価［肥満、
小顎、突出歯］、Evaluate 3-3-2：開口3横指・下顎先端～舌骨3横指・口腔底～甲状軟骨2横指、
Mallampati：マランパチ分類、Obstruction：気道閉塞、Neck mobility：頸部可動性、Saturation：
酸素飽和度）。

　LEMONSに該当すれば、挿管に難渋する可能性が通常より高くなることでしょう。枕を肩の下で
はなく頭の下に入れて匂いを嗅ぐような体位（Sniffing位）や、声帯を見やすくするために甲状軟骨
を圧迫するBURP法はとても有用です。さらに、挿管ができなかった場合に選択する、次の挿管手
段を医師に聞いておくとよいでしょう。

5

救急看護技術の基本

49

輪状甲状靭帯切開、気管切開

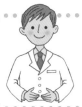

外科的気道確保を看護師が行うことはありません。しかし、気道緊急は待ったなしの状況です。看護師にはスムーズな準備と無駄のない動きが求められます。

外科的気道確保の適応

「挿管ができない＋ラリンジアルマスクが挿入できない＋マスク換気ができない」という緊急事態で、気道確保をしないと救命できない場合に外科的気道確保が適応になります。外科的気道確保には輪状甲状靭帯穿刺、輪状甲状靭帯切開、気管切開がありますが、緊急時には輪状甲状靭帯穿刺、輪状甲状靭帯切開が選択されます。

輪状甲状靭帯切開の部位

あごに近いほうから、甲状軟骨、輪状甲状靭帯、輪状軟骨の順番です。実際に触って確認してみます。

▼甲状軟骨、輪状甲状靭帯、輪状軟骨の配置

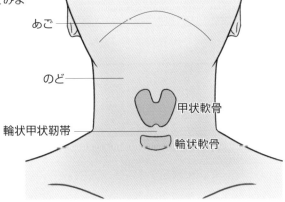

あご

のど

輪状甲状靭帯

甲状軟骨

輪状軟骨

輪状甲状靭帯切開の方法

●準備
気管切開チューブ5〜7mm（なければ通常の気管チューブ）、メス、曲がりペアン、潤滑ゼリー、局所麻酔、消毒。

●手順
輪状甲状靭帯切開は、次の手順で行います。

❶術者（右利き）は患者の右側に立つ。介助者はその向かい側に立つ。

❷左手の母指と中指で甲状軟骨を保持したまま、示指で輪状甲状靭帯を同定する。

❸輪状甲状靭帯のある部位を2〜3cm横切開する。

❹輪状甲状靭帯を1.5cm横切開する（これで気道が開通する）。

❺曲がりペアンを切開部に挿入して、上下左右しっかり広げる。

❻ペアンを抜かず左手に持ち替えて、広げた状態を維持しながら気管切開チューブを挿入する。

❼カフにエアを入れ、吸痰、バッグバルブマスク（BVM）換気をする。

❽ETCO$_2$、胸郭挙上、聴診、SpO$_2$など確認する。

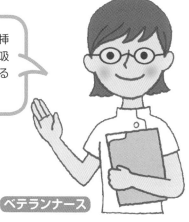

「切開➡ペアン挿入➡気管切開チューブ挿入」までは一気に進みます。ガーゼ補充、吸痰、BVM換気などをスムーズに提供できるように、先を読んだ行動が望まれます。

ベテランナース

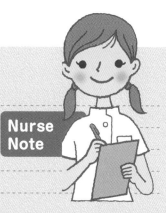

外科的気道確保

Nurse Note

外科的気道確保はAirway管理の最後のとりでですね。必要となる状況は突然やってくるので、ふだんからトレーニングをしておくのがおすすめです。看護師が外科的気道確保をすることはありませんが、プロトコルをつくりチームで一連の流れを確認するようにします。準備のないままでは、緊急事態でとっさの対応は難しいものです。

気管切開

気管切開の部位は、輪状軟骨から1～2横指下にある第1-2または第2-3気管軟骨間です。切開方法には外科的と経皮的の2つがあります。ここでは最近頻度が増えてきた**経皮的気管切開**について説明します。

● **準備**

専用キット、局所麻酔薬を準備します。

▼気管切開のための専用キット

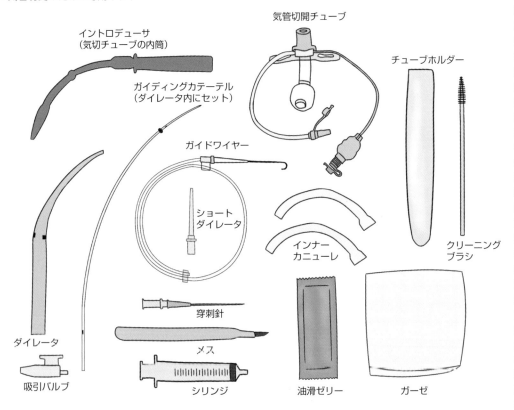

イントロデューサ
（気切チューブの内筒）

気管切開チューブ

チューブホルダー

ガイディングカテーテル
（ダイレータ内にセット）

ガイドワイヤー

ショートダイレータ

クリーニングブラシ

インナーカニューレ

ダイレータ

穿刺針

メス

吸引バルブ

シリンジ

油滑ゼリー

ガーゼ

● **手順**

気管切開は、次の手順で行います。

❶患者を仰臥位、肩枕を入れて頸部伸展させる。

❷消毒、局所麻酔をしてから1.5～2cmの皮膚切開（横または縦切開）。

❸14G留置針を付けたシリンジ（生食数mL入り）で目的の気管軟骨の間を穿刺する。エアが引けたら外筒を足側に向かって留置する。

❹ガイドワイヤーを挿入したら留置針を抜去する。

❺ダイレータをガイドワイヤーに通して拡張する。

❻気管切開チューブをガイドワイヤーに通して挿入する。

❼カフにエアを入れ、吸痰、バッグバルブマスク（BVM）換気をする。

❽ETCO$_2$、胸郭挙上、聴診、SpO$_2$など確認する。

静脈路確保

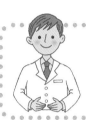

静脈路確保では目的を十分に明確にして、穿刺部位と穿刺針を選択する必要があります。そして、神経損傷や血管迷走神経反射などADL低下やバイタルサインに異常をきたす合併症があるため、静脈路確保後の観察は重要です。

アセスメントのポイント

　静脈路確保に関するアセスメントのポイントを以下に示します。

❶穿刺部位の解剖を理解する。
❷静脈路を確保する理由を考える。
　薬剤投与、大量輸液、維持輸液、輸血投与

❸静脈路を確保するときには、必ず合併症を考えなくてはならない。特に緊急時の静脈路確保は、的確なアセスメントが必要である。針を刺すことは、患者さんにとって侵襲的行為であることを再度認識する。

▼主な静脈路

部位	静脈	特徴
肘窩	橈側皮静脈	・外側前腕皮神経が伴走している。
	尺側皮静脈	・上腕動脈穿刺に注意。
	肘正中皮静脈	・太い静脈のため採血で多く穿刺される。 ・肘の屈曲により静脈路が屈曲するので留置には不向き。 ・深部に正中神経あり。
手背	中手静脈	・手背正中にあり、目視しやすい。
	尺側皮静脈	・手背外側にあり、目視しやすい。
	橈側皮静脈	・近くに、橈骨神経が走行している。 ・手背静脈弓に走行する。
前腕	橈側皮静脈	・橈骨茎状突起から中枢へ12cmのエリアは神経損傷の高リスク（手関節付近は橈骨皮神経浅枝が必ず交差している）。 ・留置針は固定しやすい。

▼肘窩の解剖

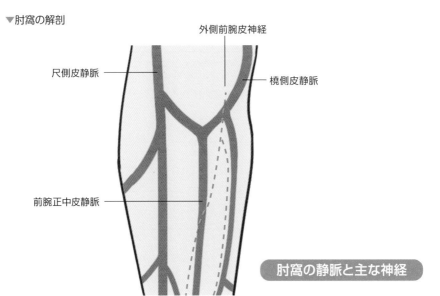

外側前腕皮神経

尺側皮静脈

橈側皮静脈

前腕正中皮静脈

肘窩の静脈と主な神経

▼手背の解剖

中手静脈

橈側皮静脈

尺側皮静脈

橈骨神経

手背、前腕の静脈と主な神経

▼前腕の解剖

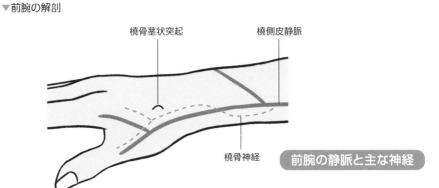

橈骨茎状突起

橈側皮静脈

橈骨神経

前腕の静脈と主な神経

▼合併症

合併症	主な症状、特徴
神経損傷、複合性局所疼痛症候群	・穿刺部の支配領域に、疼痛、感覚異常、運動障害。 ・多くは3か月以内に消失するが、まれに永久的に残存。
血腫	・血管穿刺により血液が漏出し血腫を形成。 ・動脈の誤穿刺にも注意。
感染	・カテーテル関連血流感染は約0.6/1000。
静脈炎	・pH5〜9、浸透圧600mOsm/L以下の薬剤は投与可能。
血管外漏出	・薬剤が血管外に漏出し潰瘍や壊死を起こす。
血管迷走神経反射	・穿刺により、徐脈、血圧低下、嘔吐、意識消失などを起こす。 ・重症例では心停止する。

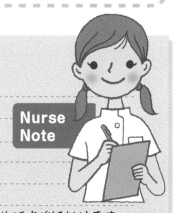

静脈路確保

- 神経損傷を起こさない100%安全な穿刺部位はないのですね。危険な部位を避けて、患者さんとコミュニケーションをとりながら穿刺したいと思います。
- 心臓より低い位置に、腕や足を下げると血管が見やすくなります。
- 利き手ではない上肢への静脈路確保が患者さんの療養生活支援になります。

Nurse
Note

静脈穿刺は危険と隣り合わせ

　静脈穿刺による神経疼痛の頻度は6000〜7000回に1回と報告されています。これには、不幸にも神経に直接刺さってしまったという場合だけではなく、血腫、注入薬剤、駆血帯による損傷も含まれています。少しでも神経を損傷させないように気をつけたいですね。また、手首の橈骨茎状突起から近位12cmは神経損傷のハイリスク領域といわれています（一度、同僚と測り合ってください）。特に患者さんが痛みを訴えた際にはただちに穿刺を中止することが大切です。

　しかし、緊急時にはそのハイリスク領域で穿刺する必要があるかもしれません。どのような場合もリスク・ベネフィットを天秤にかけて選択してください。そして、患者さんの状態が落ち着いたら痛みがないか確認してください。肘窩での静脈穿刺では、橈側皮静脈が最も安全なため第一選択としましょう。

除細動器、自動体外式除細動器(AED)

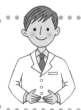

除細動器、自動体外式除細動器 (AED) は心停止時に使用します。しかし、頻回に使用することはありません。すぐに動けるように、シミュレーションなどを通して使用方法や適応などを学ぶ必要があります。

除細動器、AED のポイント

除細動器、自動体外式除細動器 (AED) のポイントを示します。

❶適応を理解する。
❷操作方法を確認する。
❸使用する前後で絶え間ない胸骨圧迫が必要。意識状態や脈拍触知の確認が短時間でできるようになる。

● 適応
❶**心停止**とは、心室細動 (VF)、無脈性心室頻拍 (無脈性VT)、心静止 (asystole)、無脈性電気活動 (PEA) の4つのことをいう。その中でもVFと無脈性VTが除細動の適応となる。
※脈が触れるVTの場合はすぐに医師に報告して、バイタルサインを評価する。
❷**除細動**とは、無秩序な心筋の電気活動を外部からの電気刺激によりリセットすることで、最も有意なペースメーカー (洞結節) からの刺激に戻すこと。
❸除細動の成功は、時間が重要となる。3〜5分以上の心停止では、蘇生に成功しても脳障害が残る可能性がある。

● 除細動器の操作方法
❶救急カート、モニター (心電図、血圧、パルスオキシメーターなど)、輸液セット、気管挿管セットなどの準備をする。
❷パッド (パドル) を接続する。
・心臓を挟むように右前胸部と心尖部にパッドを装着する。前胸部と背部でもよい。
・パドル使用時は通電用ジェルを使用する (エコージェルは使用できない)。安全性のためになるべくパッドを使うことを勧める。
❸波形診断 ➡ 必要エネルギー量を選択 ➡ 充電 ➡ 非同期下でショック (放電) を行う。
・ショック実施時には安全確認がとても大事。1) 自身、2) 酸素・気道管理者、3) 周囲、を確認してから実施する。
・多くの除細動器では①電源②充電③放電の状態が数字で表示される。また、VF時のJ数も太字になるなど、わかりやすくなっている。

▼除細動のエネルギー量

成人	小児
① 初回 　・単相性：360J 　・二相性：BTE波形150J以上 　　　　　　RLB波形120J以上 ②2回目以降 　・漸増する	①初回 　4J/kg ②2回目以降 　4J/kg

● **単相性と二相性波形について**

・単相性は電流が1方向のみ、二相性は2方向に流れる。二相性は切断指数波形（BTE）と直流波形（RLB）の2種類の電気の流れ方がある。

・単相性より二相性のほうが、成功率が高く心筋障害の可能性も低い。

▼合併症

合併症	特徴
心筋障害、不整脈	・原因は適応ではない不整脈への施行、頻回な電気ショック
熱傷	・原因は経胸壁の電気抵抗の上昇 　➡水分の除去、十分な圧着、ジェルパットの使用で回避
感電	・実施者への感電が多い、原因は安全確認の不良であることが多い
火災	・原因は周囲に引火物があること、高濃度酸素の投与
外傷	・電気ショック時の筋収縮による四肢の損傷、脱臼

スムーズな使用のためにできること

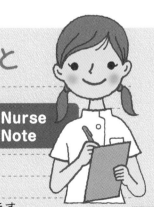

Nurse
Note

・心停止は1分1秒を争う病態なので、除細動器やAEDの使用方法を確認する余裕はありません。患者さんのよりよい予後のために、ふだんからシミュレーショントレーニングをしておきたいですね。

・自分の施設の除細動器がどのタイプか確認しておきます。

緊急心臓ペーシング

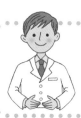

緊急心臓ペーシングが必要となる病態は徐脈です。徐脈によって血圧低下、心拍出量低下が生じた結果、意識消失やショックなどの症状を示します。ペーシングさえできれば、症状も改善されることが多いです。

アセスメントのポイント

緊急心臓ペーシングのアセスメントのポイントは、次のとおりです。

❶徐脈に対する理解を深める。
❷経皮ペーシングと経静脈ペーシングの方法を知る。
❸ペーシング中のトラブルを防ぐために、詳細な観察が必要。有効なペーシングの評価を行う。

●徐脈の理解

徐脈については、次の点を理解しておく必要があります。

❶救急の現場で必要な緊急ペーシングは、経皮ペーシングと経静脈ペーシング。
❷徐脈の定義：心拍数60回/分未満。
❸ペーシングが必要な病態は、脈拍が少ないことにより血圧や心拍出量が低下して、症状があるとき。
❹症状：意識障害、胸痛、呼吸困難、ショック。
❺不整脈：MobitzⅡ型房室ブロック、Ⅲ度房室ブロック、薬剤に反応しない徐脈、PEAに伴う心停止、洞不全症候群、徐脈性心房細動。

心臓ペーシング

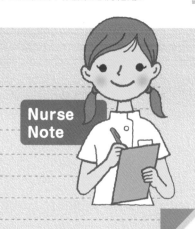

Nurse Note

- すべての徐脈に緊急心臓ペーシングが必要というわけではありません。循環を保つことができていないサインがあるときに必要なのです。
- 心臓ペーシング中は心臓に電気刺激を与えるだけではなく、脈拍や血圧がしっかりあるのか確認することが重要です。

▼経皮ペーシングと経静脈ペーシングの方法

経皮ペーシング	経静脈ペーシング
❶脈拍の触知（橈骨動脈、大腿動脈、総頸動脈）。 ❷経皮ペーシングが可能な除細動器を準備。 ❸通電パッドを右前胸部と心尖部に貼る。 ▼通電パッドの貼付部位 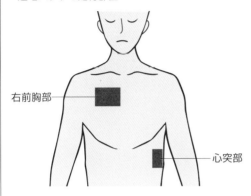 右前胸部　　　　　心尖部 ❹経皮ペーシングの「デマンド」モードを選択。 ❺ペーシングレートを60〜80回/分にセット。 ❻出力を上げていき、ペーシングスパイクののちに幅広いQRSとT波を確認。	❶脈拍の触知（橈骨動脈、大腿動脈、総頸動脈）。 ❷中心静脈カテーテル挿入と同じ手順でシースを挿入。 　※挿入部位は中心静脈カテーテルと同様。 ❸シースよりペーシングカテーテルを挿入。右室下壁あるいは心尖部手前に置く。 　※基本的に透視下で行い、医師が挿入。 ❹ペースメーカー設定（VVIモード） 　ペーシングレートを60〜80回/分にセット。

観察のポイント

●本当にペーシングできているのか

有効なペーシングができているかを評価します。心電図をしっかり観察して、ペーシングとセンシングを確認します。ペーシング不全は2つあります。

❶ペーシングしていない：ジェネレータ不具合、リード不具合。
❷ペーシングしているがQRSが出ない：出力が足りない。

●経皮ペーシング

経皮ペーシングでは痛みと皮膚熱傷の観察が必要です。生命維持のためにペーシングは必要ですが、鎮痛・鎮静にて患者の苦痛を取り除き、徐脈と痛みによる不安の緩和に努める必要があります。

●経静脈ペーシング

挿入側の気胸に注意します。呼吸困難感、呼吸数、胸郭挙上、呼吸音などの観察が必要です。また、ペーシングリードが抜けないような工夫が必要です。穿刺部位の出血や腫脹など合併症の早期発見に努めます。

心停止

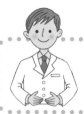

心肺蘇生で最も重要なことは、心停止の早期認識、速やかな質の高いCPR、速やかな除細動の3つです。

アセスメントのポイント

ACLS*で行う気管挿管や薬剤投与などの処置の準備や介助も大切ですが、質の高いCPRの維持が最優先事項であることを忘れてはいけません。ACLSは5年ごとにガイドラインが改定され

て、次回は2020年に新しいガイドラインが出るので、常に最新のガイドラインをもとにスキルアップに努めましょう。心停止に関するアセスメントのポイントを以下に示します。

● 心停止の早期認識

意識がない人を発見したら「大丈夫ですか?」と肩を叩きます。反応がなければ呼吸を確認して無呼吸かあえぎ呼吸であれば応援を呼び、AEDや除細動器を依頼します。頸動脈を触知して10秒以内に脈拍が触知できないかわからない場合には胸骨圧迫を開始します。

● 速やかな質の高いCPR

胸骨圧迫から開始するのは、多くの心停止は急性冠症候群に伴う致死性不整脈による心原性だからです。胸骨圧迫:人工呼吸は30:2が基本ですが、現場に自分しかいない、人工呼吸をする手段がないといったときは、胸骨圧迫のみをAEDや除細動器が到着するまで継続します。

質の高いCPRとは、胸骨圧迫に関して位置は胸骨の下半分、深さが5~6㎝、速さが100~120回/分、胸骨圧迫後にしっかり圧迫を解除して胸壁が元の位置に戻るようにする、中断時間をできる限り短くする、などです。疲れると胸骨圧迫の質が低下するので、人手があるなら、脈拍チェックをする2分ごとに胸骨圧迫の担当者を交代してください。

人工呼吸に関しては、30:2で1回に1秒以内で胸が上がる程度で大丈夫です。心停止時は過換気になりがちですが、胸腔内圧が上がって冠動脈や脳血流が低下するため過換気は禁物です。

● 速やかな除細動

除細動器もしくはAEDで波形を解析して、必要であれば1回除細動をします。除細動後はすぐに胸骨圧迫を再開して2分間施行します。波形の再チェックは除細動直後ではなく2分後です。除細動器の使い方は「手技・処置」の項目を参照してください。

人や機器の準備ができて心停止が持続していたらACLSに移行します。ACLSでも最も大切なのは蘇生の可能性が高い**VF**(心室細動)と**無脈性VT**(心室頻拍)を見つけ、速やかに除細動をすることです。

1回目の除細動でVFや無脈性VTが持続していたら、除細動だけでは治療が不十分なので2回目の除細動後にアドレナリンを追加、3回目の除細動後に抗不整脈薬であるアミオダロンを追加投与します。

▼成人BLS*（一次救命処置）の流れ

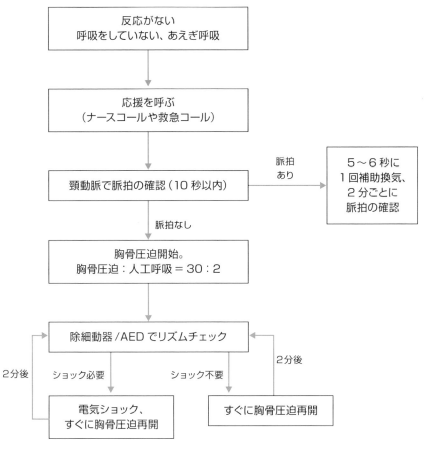

反応がない
呼吸をしていない、あえぎ呼吸

応援を呼ぶ
（ナースコールや救急コール）

頸動脈で脈拍の確認（10秒以内）

脈拍あり → 5〜6秒に1回補助換気、2分ごとに脈拍の確認

脈拍なし

胸骨圧迫開始。
胸骨圧迫：人工呼吸＝30：2

除細動器/AEDでリズムチェック

2分後　ショック必要　ショック不要　2分後

電気ショック、すぐに胸骨圧迫再開

すぐに胸骨圧迫再開

出典：監修 一般社団法人日本蘇生協議会、『JRC蘇生ガイドライン2015』、医学書院、2016年、一部改変

column

AHA？　ICLS？

　心肺蘇生の協会は世界各国にあります。有名なAHA*は米国心臓協会でACLSコースを主催しています。また、JRC*は日本蘇生協議会、ERC*はヨーロッパ蘇生協議会です。それぞれの組織から5年ごとにガイドラインが作成されており、細部が少し異なるため興味があれば見比べてみます。ちなみにICLS*は日本救急医学会が主催しているコースの名称です。心肺蘇生は看護師が第一発見者で対応することが多いので、ACLSコースとICLSコースのどちらかは受講しましょう。

* **ACLS**　Advanced Cardiac Life Supportの略。
* **BLS**　Basic Life Supportの略。
* **AHA**　American Heart Associationの略。
* **JRC**　Japan Resuscitation Councilの略。
* **ERC**　European Resuscitation Councilの略。
* **ICLS**　Immediate Cardiac Life Supportの略。

▼ACLS（二次救命処置）

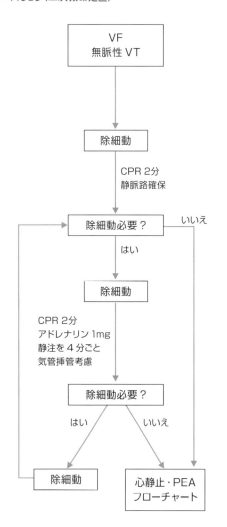

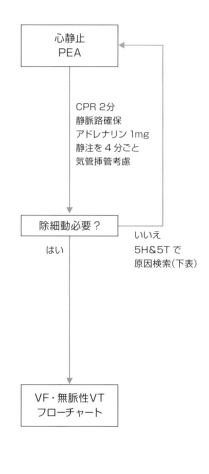

▼原因検索　5H&5T

5H		5T
Hypovolemia：血管内脱水 Hypoxia：低酸素血症 Hydrogen ion (acidosis)：アシドーシス Hypo/Hyperkalemia：低／高カリウム血症 Hypothermia：低体温	**&**	Tension pneumothorax：緊張性気胸 Tamponade, cardiac：心タンポナーデ Toxins：中毒 Thrombosis, pulmonary：肺血栓 Thrombosis, coronary：冠動脈血栓

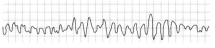

VF

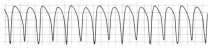

無脈性VT

除細動が必要な波形。暗記が必要

一方、**心静止**と**PEA**（無脈性電気活動）のフローチャートはシンプルで、アドレナリンを適宜使用するのみです。ドラマでよく見る「ご臨終」の波形が心静止、一見正常な波形で電気信号はあるけれど心臓の収縮がほぼなくて脈拍が触知できないのがPEAです。

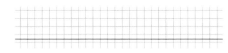

心静止

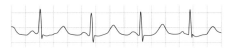

PEA

アドレナリン投与についてガイドラインでは3～5分ごとに投与となっていますが、4分ごとにすれば脈拍確認2回に対してアドレナリン1回投与となり、混乱しやすい蘇生現場での処置手順をシンプルにすることができます。

緊張性気胸や心タンポナーデといった可逆的な心停止の原因を積極的に検索し、緊急脱気や心嚢穿刺などの治療をします。心拍が再開したら心臓カテーテル検査（特に初期波形がVFや無脈性VTなら原因が心原性の可能性が高い）などの根本的治療や体温調節治療を検討します。

急変で混乱している患者・家族に寄り添ったやさしい対応も大切です。

ベテランナース

不整脈

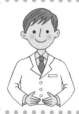 **不整脈**と聞くと、自分に不整脈が起こりそうになるくらい苦手意識がありませんか？　心拍数≧150回／分もしくは心拍数＜50回／分でABC（気道、呼吸、循環）に異常があればすぐに治療介入が必要です。ABCに異常がなければ、自分の心拍数を整えてゆっくり評価しても大丈夫です。

アセスメントのポイント

不整脈というと難しいモニターの解釈に頭がいきがちですが、まずはABCの評価と安定化が必要です。不整脈に関するアセスメントのポイントを以下に示します。

●ABCの評価と安定化

低酸素血症が原因で頻脈や徐脈になることがよくあります。まずはバイタルサインと身体所見でSpO₂低下や呼吸努力が強くないかを評価します。異常があれば酸素投与や補助換気で心拍数の変化を見ます。呼吸への介入で心拍数が改善されたら、低酸素血症の原因検索をします。

●持続する頻脈・徐脈なら原因検索

上記の介入が不要であれば、循環不全の指標である低血圧、意識障害、ショックの徴候、心筋虚血の胸部不快感、急性心不全がないかを評価します。意識障害は脳の血流不足、心筋虚血の胸部不快感は冠動脈の血流不足によって起こります。

循環不全＋頻脈なら鎮静して同期電気ショックを考慮します（頻脈のフローチャート➡P.66参照）。循環不全＋徐脈ならアトロピン静注をします。アトロピンで心拍数の増加がなく、症状が改善されない場合は鎮静して経皮ペーシングを考慮します。経皮ペーシングがすぐにできない場合はドパミンかアドレナリンの持続投与を開始します（徐脈のフローチャート➡P.67参照）。電気ショックや経皮ペーシングは痛みを伴うので、可能なら鎮静をしてあげてください。

ABCが安定していて、循環不全の兆候もなければひとまず安心です。

頻脈：定義は心拍数≧100回／分ですが、臨床症状が出現する頻脈は心拍数≧150回／分です。心電図でQRS幅に注意します。3目盛り（0.12秒）以上ならVⅠです。循環不全がなくても急変する可能性があるので、すぐに医師に報告します。

脈が触れなければ無脈性VTなのでACLSに移行します。

QRS幅が狭いときは上室性です。上室性でよくあるのは発作性上室性頻拍と心房細動です。規則正しいのが発作性上室性頻拍で、不規則なのが心房細動ですが、頻脈時は区別がつかないこともあります。繰り返しになりますが、大切なのはQRS幅が広いか狭いかです。迷ったらQRS幅は広いと判断して医師に報告します。

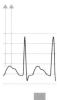

QRS幅：1目盛りが0.04秒なので
3目盛り以上ならQRS幅は広い

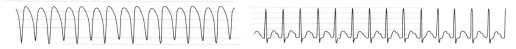

QRS幅広い：心室性   QRS幅狭い：上室性

徐脈：定義は心拍数＜60回／分ですが、臨床症状が出現する徐脈は心拍数＜50回／分です。心臓の刺激伝導系である洞結節の問題である洞不全症候群や、房室結節の問題である房室ブロックが代表的ですが波形を全部覚える必要はなく、循環不全がなければモニター観察で大丈夫です。

また、運動選手および一般人でも入眠時には心拍数＜50回／分になることはよくあります。運動選手は安静時心拍数30回／分程度になっている場合もあり、洞性徐脈なら問題はありません。ちなみに洞性徐脈は洞不全症候群の1型です。

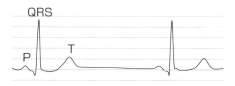

洞性徐脈：P、QRS、Tが順番どおり

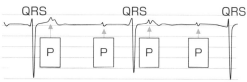

完全房室ブロック：Pどうしは等間隔、QRSどうしは等間隔だが、PのあとにQRSが続かない

要注意なのは慢性腎不全や透析患者の徐脈です。徐脈・テントT（T波が高くなっている）・P波の消失があったら高カリウム血症の可能性が高

く、血清カリウム値を提出し結果が出る前に治療開始が必要です（高カリウム血症の項➡P.81参照）。

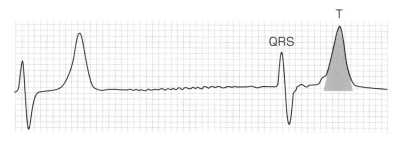

高カリウム血症：テントT

▼ 頻脈のフローチャート

心拍数 ≧150回/分

↓

ABC の評価と安定化
・気道確保：必要なら補助換気
・酸素投与：低酸素なら
・モニター
・静脈路確保
・12 誘導心電図

↓

持続する頻脈なら原因検索
・低血圧？
・意識障害？
・ショックの徴候は？
・心筋虚血の胸部不快感は？
・急性心不全？

→ はい →

同期電気ショック
・可能な限り鎮静を
・2 回目のショックの際に同期を忘れる
　可能性がある。でも100J から開始する
　ことのほうがよい

↓ いいえ

QRS幅 ≧ 0.12秒 → はい → **VTとして、循環器科にコンサルト**

↓ いいえ

・静脈路確保、12誘導心電図
・迷走神経刺激
・規則正しければアデノシン
・β ブロッカーか Ca ブロッカー
・循環器科へのコンサルト検討

同期電気ショック
・QRS 幅狭く規則的：50〜100J
・QRS 幅狭く不規則：120〜200J
・QRS 幅広く規則的：100J
・QRS 幅広く不規則で脈なし：非同期で除細動

▼徐脈のフローチャート

```
┌─────────────────────┐
│   心拍数＜50回/分      │
└─────────────────────┘
           │
           ▼
┌─────────────────────┐
│   ABC の評価と安定化     │
│ ・気道確保：必要なら補助換気 │
│ ・酸素投与：低酸素なら     │
│ ・モニター              │
│ ・静脈路確保            │
│ ・12 誘導心電図         │
└─────────────────────┘
           │
           ▼
┌─────────────────────┐
│ 持続する徐脈なら原因検索   │            いいえ    ┌──────────────┐
│ ・低血圧？             │ ─────────────────→ │ モニター経過観察  │
│ ・意識障害？           │                      └──────────────┘
│ ・ショックの徴候は？       │
│ ・心筋虚血の胸部不快感は？ │
│ ・急性心不全？          │
└─────────────────────┘
           │
           │ はい
           ▼
┌─────────────────────────────┐
│ アトロピン：0.5mg 静注。          │
│ 最大3mg まで3〜5 分ごとに繰り返す  │
│                              │
│ 無効なら経皮ペーシング、ドパミン、アドレナ │
│ リンを開始して循環器科にコンサルトし、経  │
│ 静脈ペーシングを検討              │
└─────────────────────────────┘
```

バイタルが不安定なら、心電図の
前に酸素投与と静脈路の確保を
してください。

先輩ナース

ショック

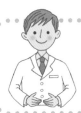

ショック＝血圧低下と思っていませんか？　**ショック**は酸素の需要と供給のバランスが崩れて組織・細胞レベルで低酸素になることで、血圧低下がなくてもショックはあり得ます。

アセスメントのポイント

ショックに関するアセスメントのポイントを以下に示します。血圧低下がない、もしくは軽度だと**プレショック**（ショックの手前）という人もいますが、立派なショックです。軽く見ていると短時間で悪化するので注意してください。

はじめは可逆的ですが、急速に不可逆的に多臓器不全・死亡へと進行していきます。

● **ショックの症状ひとつでもすぐに医師に報告を**
ショックの徴候を早期に認識して介入することが大切です。

頻呼吸：呼吸数を測定していますか？　重症患者では早期に見られる所見なので必ず評価してください。呼吸数22回/分以上は敗血症を疑う所見の1つでもあります。

頻脈：血圧が低下するよりも早期に出現しますが、心拍数を抑える β ブロッカーを使用している患者では頻脈にならないので注意が必要です。

低血圧：収縮期血圧＜90mmHgもしくは、もともとの値から＞40mmHg低下した状態で進行したショックです。ここまで悪化する前に発見します。

意識障害：脳への血流低下で起こります。早期は不穏や興奮で、進行すると昏睡に至ります。初期の不穏や興奮をせん妄と勘違いして鎮静剤を使用しないようにします。

皮膚の冷感：冷たく湿った皮膚は重要臓器に血液を集中させるために末梢血管が締まっている状態です。ショックの早期や血液分布異常ショックでは、この所見はありません。

尿量低下（＜0.5mL/kg/hr）：重要臓器に血液を集中させているため相対的に腎臓が虚血になり尿量が低下します。

● ショックの初期対応：ABCの安定化

　原因は何であれ、ABCの安定化が最優先です。ショックなら細胞外液で全開で輸液をしておけばいいんじゃないのって考えていませんか？ショックは酸素の需要と供給のバランスが崩れている状態なので、AとBを安定化させることも大切です。Aが不安定なら気道確保、Bが不安定なら補助換気をしながら酸素投与をしてください。

　そして不安定なCに対して太い静脈路（可能なら18G）を確保して細胞外液を500〜1000mL全開で投与します。静脈路確保の際に輸血時の血液型や交差血、代謝性アシドーシスや乳酸値を見るための血液ガスも必要になるので、ショックなら採血は多めにとっておきます。そろそろ連絡しておいた先輩看護師や医師が到着するはずです。

● ショックの原因検索

　循環血液量減少性、心原性、血液分布不均等性、閉塞性の4つです（ショックの鑑別➡P.70参照）。例えば脊髄損傷では「出血による循環血液量減少性」＋「神経原性による血液分布不均等性」など2つ以上のショックが合併することもよくあるので注意してください。救急外来でも病棟でもよく出会う敗血症、消化管出血に対応できるようになってください。

敗血症：qSOFA（column➡P.70参照）を2項目以上満たせば敗血症を疑い、血液培養2セット（必要なら痰や尿培養も）を採取して抗菌薬を投与開始します。低血圧や乳酸値＞4mmol/L（36mg/dL）なら30mL/kgの細胞外液を投与して、血圧上昇が乏しければノルアドレナリンを開始します。敗血症を疑ったタイミングからここまでを1時間以内にすることが推奨されています。

消化管出血：吐血では胃・十二指腸潰瘍や食道静脈瘤破裂による上部消化管出血を疑い、胃管を挿入して血液が引けるか確認します。ショック症状があれば太い静脈路を2本確保して、輸血が必要

となる可能性があるため血液型と交差血、凝固を含めて採血をします。飲酒量、肝硬変の有無、凝固異常、抗血小板薬、非ステロイド性抗炎症薬（NSAID）、抗凝固薬を確認します。

　特に食道静脈瘤破裂では基礎疾患に肝硬変があり血小板低下や凝固異常があることも多く、赤血球輸血以外に血小板輸血や新鮮凍結血漿（FFP）が必要になることもあります。血液型の検査結果が待てないくらいに出血量が多い場合はO型の赤血球輸血を開始します。

　通常、上部消化管出血では黒色便やタール便ですが、大量の上部消化管出血では下血を起こすこともあり、下部消化管出血と間違わないように注意が必要です。治療は上部消化管内視鏡で止血術をします。

　下血では憩室出血や虚血性大腸炎や痔核による下部消化管出血を疑います。肛門鏡や腹部CTで診断します。保存的加療になることが多いですが、場合によっては、下部内視鏡や血管造影で止血術をします。

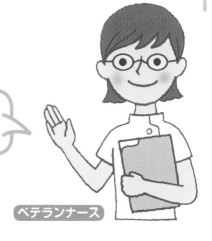

重症患者は頻呼吸になりやすいです。
呼吸数は常に意識してください。

ベテランナース

▼ショックの鑑別

ショックの分類	代表的な病態・疾患	特徴
循環血液量減少性	出血（消化管出血、外傷）	別記（➡ P.69参照）
	脱水	胃腸炎、膵炎、熱傷など。十分な輸液が必要
心原性	急性冠症候群（心筋梗塞）	胸痛、心電図でST変化。治療は心臓カテーテル検査・治療
	不整脈	心拍数≧150、<50（不整脈の項➡ P.64参照）
血液分布不均等性 （他のショックでは末梢血管は収縮して重要臓器に血液を集中させるが、血液分布不均等性では末梢血管は拡張して四肢が温かい）	敗血症	別記（➡ P.69参照）
	アナフィラキシー	食物、薬剤、造影剤使用後に蕁麻疹。治療は輸液とアドレナリン0.3mgを大腿外側に筋注
	神経原性（脊髄損傷）	外傷で四肢麻痺、徐脈。疼痛を感じないので、他の外傷の合併が見逃されやすい
閉塞性	肺塞栓	突然の呼吸困難、SpO₂低値、長期安静、下腿腫脹、喀血、担がん。胸部造影CTやエコーで診断、治療は血栓溶解療法
	心タンポナーデ	胸背部痛、頸静脈怒張。大動脈解離、心筋梗塞から心破裂で心タンポナーデ。エコーで診断、治療は心嚢穿刺
	緊張性気胸	胸部外傷、喘息、COPD＋呼吸困難。片側呼吸音減弱、頸静脈怒張、気管偏位、皮下気腫。治療は胸腔ドレナージ

column

qSOFA

　重症患者の呼吸、循環、中枢神経、肝臓、腎臓、凝固の6項目で臓器障害を評価する、SOFAという方法があります。そのうち敗血症を疑う所見として収縮期血圧≦100mmHg、呼吸数≧22回/分、意識障害の3項目がqSOFA＊です。

　病棟や外来で2項目以上満たせば敗血症を疑います。どれもショックの症状にある項目で、血圧計と時計（呼吸数を測定するのに使いますよね？）さえあればqSOFAは簡単に測定できます。

　何となくボーっとしているくらいでも軽度意識障害があると判断してください。敗血症を見逃さないようにするため、オーバートリアージは許容されます。あれっ、発熱がないですね。低体温のほうが予後不良といわれているくらいで、qSOFAに熱の項目はありません。

＊qSOFA　quick Sequential Organ Failure Assessmentの略。

呼吸困難

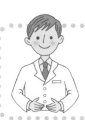

救急外来ではABCの安定化が重要で、呼吸困難はまさにAB（C）に異常がある緊急性の高い疾患が多いため、ABCの順に素早く判断することが重要です。

アセスメントのポイント

呼吸困難に関するアセスメントのポイントを以下に示します。

● バイタルサインの測定・観察・評価

頻呼吸、喘鳴、冷汗などを伴い重症だと感じたら、すぐに医師に報告して処置室に移動します。そしてSpO₂を含むバイタルサインを測定します。観察の詳細は呼吸系のフィジカルアセスメントの項（➡P.35）を参照しましょう。

● SpO₂が正常値でも危険なとき

急性喉頭蓋炎や窒息などの上気道閉塞では、気道が完全閉塞するギリギリまでSpO₂が正常値であることも多いのですが、患者が呼吸苦を訴えていたら危険です。Aの異常は超緊急事態です。

▼呼吸困難で考えられる緊急性の高い病態

原因となる病態	主な症状の特徴
窒息	・食事中に突然発症。小児や精神科患者では食事中でなくても異物を飲み込むことあり。 ・苦しくて喉を押さえるチョークサイン。
急性喉頭蓋炎	・発熱、強い咽頭痛・嚥下痛、咳はない。 ・唾も飲み込めず、吐き出しやすいように前傾姿勢。
緊張性気胸	・喘息発作、COPD、胸部外傷患者でショックを伴う呼吸困難。 ・気管偏位、頸静脈怒張、呼吸音の左右差、皮下気腫などがあるが、身体所見は難しい。
肺塞栓	・突然発症の呼吸困難。片方の下肢腫脹（深部静脈血栓症）、手術や骨折などでの長期臥床、長時間同じ姿勢でいるエコノミークラス症候群の病歴聴取。
アナフィラキシー	・全身蕁麻疹＋ABCの異常。 ・全身蕁麻疹が出ずに呼吸困難で受診することがある。皮膚だけでなく気道や肺が腫れて呼吸困難が出現。 ・アレルギー歴の聴取、食事摂取・蜂刺されの聴取。

● 血液ガスは絶対に動脈からじゃないの？

　呼吸困難では血液ガス分析が非常に有用です。動脈血液ガスは酸素化（PaO_2）を見るために有用ですが、SpO_2でも酸素化の大まかな評価は可能であるため、$PaCO_2$などのPaO_2以外の項目を評価する場合は、静脈路確保時の採血で静脈血液ガスによる代用が可能です。

▼呼吸困難で考えられる日常的に出会う病態（バイタルサインが不安定なら緊急性の高い病態に移行する）

原因となる病態	主な症状の特徴
肺炎	・発熱、咳、痰。
心不全	・慢性心不全の既往歴。 ・仰臥位や体動で呼吸困難の増悪、浮腫や体重増加。 ・心筋梗塞、不整脈などから心不全を引き起こすこともあるため胸痛や不整脈の評価。
COPDの急性増悪	・COPDの既往歴、在宅酸素の有無、ふだんの酸素使用量とSpO_2聴取。 ・咳、痰の増加。
喘息	・喘息の既往歴。 ・途切れ途切れにしか話せないなら重症。
自然気胸 （ききょう）	・やせ型の若年男性、COPD患者の突然の呼吸困難。 ・自然気胸の既往歴。
過換気症候群	・あくまで除外診断なので、隠れている原疾患を見落とさない。SpO_2が低ければ、過換気症候群ではない。 ・手や足がしびれる。助産師の手といわれる「手首が曲がって指が伸びた状態」となります。呼吸困難でパニックになりさらに頻呼吸となって呼吸ができないと感じるため、深呼吸を促し、会話をして落ち着いてもらう。

● 目標酸素の値

　酸素毒性が問題となり「酸素の毒性」について注目されてきています。そのためSpO_2の高値をとにかく目指すといったことはなくなりました。

　イギリスのBTSガイドラインでは、重症患者では目標SpO_2 94〜98％、COPDのようなCO_2ナルコーシスになる危険のある患者では目標SpO_2 88〜92％となるように酸素調節することが推奨されています。ERで呼吸困難で来院した際にはリザーバーマスク15L/分で投与開始して、SpO_2が100％なら徐々に酸素流量を減らしましょう。

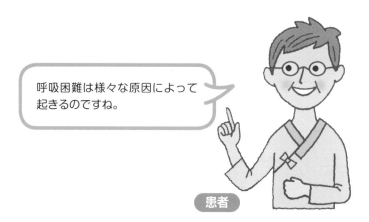

呼吸困難は様々な原因によって起きるのですね。

患者

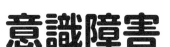

意識障害

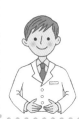

意識障害＝頭が原因⇒頭部CTと決め付けるのは危険です。救急では短時間で致死的になるABCDの順に安定化する必要があり、意識障害はD（Dysfunction of CNS：中枢神経障害）なので、ABC（気道・呼吸・循環）が不安定であれば、頭部CTでDの原因を検索するよりABCの安定化を優先します。ABCの安定化と同時にデキスターですぐに血糖測定をして、低血糖の検索をします。

 ## アセスメントのポイント

意識障害に関するアセスメントのポイントを以下に示します。ABCを安定させながら、血糖をはかりつつチームで協力しながら問診、アセスメント、治療を並行して進めます。

● **問診**

患者から問診をとることが困難なので、家族やカルテから原因となる病態の情報を確認します。

● **バイタルサインの測定・観察、評価**

ABCの評価と安定化、血糖測定をします。その後、次の3項目でDの評価をします。

① 意識レベル
② 麻痺
③ 瞳孔と対光反射の有無

● **意識レベル**

JCS＊とGCS＊があります。JCSは看護師・医師・救急隊の共通言語ですので暗記してください。GCSは重度意識障害の分類が細かく救急・集中治療医や脳神経外科医、ICU看護師などは使用しますが、JCSほど一般的ではないため割愛します。

【JCS】　　0は意識清明

Ⅲ. 刺激しても覚醒しない状態

300＝痛み刺激にまったく反応しない。
200＝痛み刺激で少し手足を動かしたり顔をしかめる。
100＝痛み刺激に対し、払いのけるような動作をする。

Ⅱ. 刺激すると覚醒する状態

30＝痛み刺激を加えつつ呼びかけを繰り返すとかろうじて開眼する。
20＝大きな声または体を揺さぶることにより開眼する。
10＝普通の呼びかけで容易に開眼する。

Ⅰ. 刺激しないでも覚醒している状態

3＝自分の名前、生年月日が言えない。
2＝見当識障害がある。
1＝意識清明とはいえない。

＊**JCS**　Japan Coma Scaleの略。
＊**GCS**　Glasgow Coma Scaleの略。

● 麻痺

四肢の動きの左右差をチェック。上肢の評価は両手を挙上させて、離すと麻痺側は落ちます。下肢の評価は両膝を立てて、離すと麻痺側は落ちます。

▼ 瞳孔

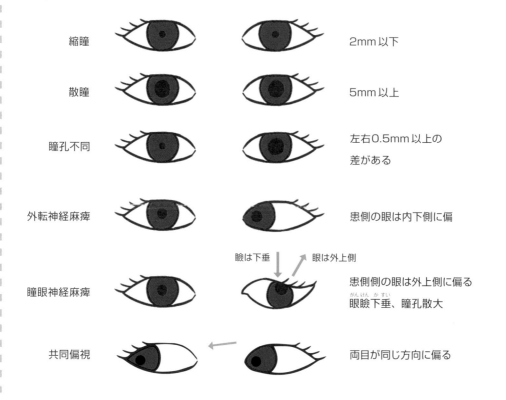

縮瞳		2mm以下
散瞳		5mm以上
瞳孔不同		左右0.5mm以上の差がある
外転神経麻痺		患側の眼は内下側に偏
瞳眼神経麻痺	瞼は下垂　眼は外上側	患側側の眼は外上側に偏る 眼瞼下垂、瞳孔散大
共同偏視		両目が同じ方向に偏る

● 意識障害の原因病態

アイウエオチップス (AIUEOTIPS) のゴロ合わせで鑑別をします。

A ： Alcohol (アルコール)
I ： Insulin (低血糖・高血糖)
U ： Uremia (尿毒症)
E ： Encephalopathy (脳症) / Electrolytes (電解質) / Endocrine (内分泌)
O ： Overdose (薬物中毒) / Decreased O_2 (低酸素血症・高二酸化炭素血症・一酸化炭素中毒)
T ： Trauma (外傷) / Temperature (低体温・高体温)
I ： Infection (感染)
P ： Psychogenic (精神科疾患)
S ： Stroke (脳出血・脳梗塞) / SAH (くも膜下出血) / Seizure (けいれん) / Shock (ショック)

ですが、全部覚えるのは困難です。

意識障害患者での実際の対応は、まず全例で血糖を測定して低血糖の検索をします。低血糖がなく、バイタルが安定していたら頭部CTで脳出血とくも膜下出血を検索します。頭部CTで異常がなくて麻痺があれば脳梗塞検索のため頭部MRI撮影、麻痺がはっきりしない場合はアイウエオチップスの鑑別をしていく、という流れです。

アイウエオチップスの注意点をいくつかピックアップします。アルコールが原因かなと思ったら、必ず他の意識障害の原因を検討することと、外傷の合併がないかを検索してください。

突然の人生最悪の頭痛ののちに意識障害になったら、くも膜下出血を考えます。くも膜下出血は再出血すると予後が悪化するので、頭部CTへの移動や静脈路確保などを含めていつも以上に愛護的にケアをして、刺激で再出血しないように注意してください。

発熱があれば、髄膜炎や脳炎といった中枢神経の感染症を疑います。高齢者では肺炎や尿路感染症による脱水でも容易に意識障害になります。

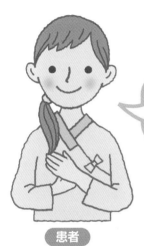

患者

高齢者では肺炎や尿路感染による脱水でも意識障害になるのですね。

舌根沈下、嘔吐を起こしやすいので、エアウェイや吸引を準備してください。

先輩ナース

column

低血糖による意識障害の救急搬送

低血糖の患者さんの静脈路確保は、時間が経つにつれてどんどん難しくなります。迅速に確保することが重要です。

2014年から救急救命士による血糖測定、低血糖時のブドウ糖静注投与が可能となり、低血糖による意識障害で救急搬送される患者は病院到着前に治療が行われ、病院到着時には意識清明となっていることが多くなりました。

ただし、年齢が15歳以上、血糖値50mg/dL未満でなければ救命士はブドウ糖投与をしてはいけないといった制限もあり、意識障害で救急搬送された患者は病院到着後にも全例で血糖測定をします。

けいれん、麻痺

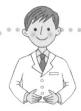

全身性のけいれんが5分以上続くか、短い発作でも反復してその間に意識の回復がないままに5分以上続くことを**けいれん重積**といいます。また、麻痺の2大疾患は低血糖と脳血管障害（脳梗塞、脳出血）です。

けいれん

　けいれんは、　刻も早く止めて神経学的後遺症を残さないようにする必要があります。ただし、まれに心室細動➡脳虚血➡けいれんもあるので、まずは脈拍の確認とモニターで不整脈がないかチェックします（心室細動なら治療は抗けいれん薬ではなく、除細動ですね）。けいれんが止まったら原因検索と、けいれん時に転倒したり体をぶつけたりしている可能性があるため外傷評価をします。

アセスメントのポイント

　けいれんに関するアセスメントのポイントを以下に示します。

▼けいれん

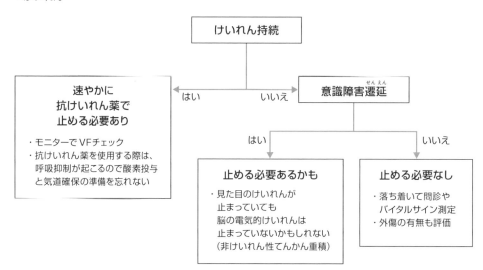

▼けいれんで考えられる緊急性の高い病態

原因となる病態	主な症状の特徴
心室細動	モニター、脈拍の確認。
脳血管障害（脳出血、脳梗塞）	頭痛、麻痺、高血圧、発症時刻（血栓溶解療法の適応かも）。
髄膜炎、脳炎	発熱、頭痛。

　その他のけいれんの症状とその原因疾患、病態・原疾患が何であろうと、けいれん重積なら緊急で止める必要があります。

▼その他のけいれんの症状とその原因疾患、病態

原因となる病態	主な症状の特徴
てんかん	抗てんかん薬の飲み忘れ、最近の薬剤投与量の減量、疲労や寝不足など、てんかんが起こるきっかけを聴取。
アルコール離脱	大量飲酒者が何らかの原因で飲酒できなくなり数日で起こる。
心因性けいれん	精神科疾患の既往、ハンドドロップテスト陽性（患者の手を顔の上に持っていき、離す。心因性だと手が顔に当たらないように避ける。本当のけいれんなら手が顔に当たる）、脳腫瘍。
その他	低血糖、電解質異常、薬物中毒など。

　失神からけいれんとなることもあり、失神とけいれんの鑑別は難しいところがあります。けいれんらしいのは、舌を噛んだ傷がある、異常行動、異常姿位、発作後の錯乱などです。失神らしいのは、前失神感、長時間の立位・座位のあと、発作眼の発汗などです。

麻痺

　麻痺の2大疾患は低血糖と脳血管障害（脳梗塞、脳出血）です。特に**脳梗塞**は発症から4.5時間以内であれば静注血栓溶解療法（rt-PA）で神経学的予後が良好になるため、正確な発症時刻を本人や目撃者から聴取して、適応があるなら来院後1時間以内にrt-PAが開始できるように速やかに診療をする必要があります。もちろん、麻痺はDなので、ABCが不安定ならそちらを優先してください。脳神経の場合には、物が二重に見え、言葉がはっきりしない、ろれつがはっきりしないということがあります。こちらも注意しましょう。

アセスメントのポイント

　麻痺に関するアセスメントのポイントを以下に示します。

●**バイタルサインの測定・観察、評価**

　バイタルサインの測定と血糖測定をします。高血圧であれば脳血管障害の可能性が高くなり、ショックなら大動脈解離を考慮します。頸動脈まで解離が及ぶと脳梗塞になるので、ショックなら血圧の左右差、胸背部痛の有無を聴取します。

●**FASTで麻痺の評価と発症時刻の同定**

▼麻痺

F	Face：顔の麻痺 　　　顔が歪んでいる。顔の片方だけが力なく下がる。
A	Arm：腕の麻痺 　　　左右平行になるよう両腕を上げると、次第に片方が力なく下がる。
S	Speech：言葉 　　　言葉が出てこない。ろれつが回らない。
T	Time：発症時刻 　　　症状に気づいたら時間を確認。すぐに救急車を呼ぶ。

> 1つでもあれば
> 脳梗塞の可能性あり

> Time is brain!
> 最終健常目撃時刻をはっきりさせる。静注血栓溶解療法はできる限り早急に投与したほうが神経学的予後がいい。

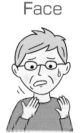
Face

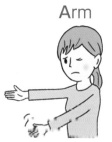
Arm

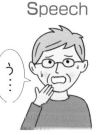
Speech

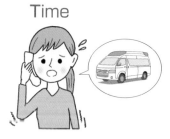
Time

▼麻痺で考えられる緊急性の高い病態

原因となる病態	主な症状の特徴
低血糖	糖尿病の既往、デキスターチェック。
脳梗塞	高血圧、正確な発症時刻の同定。
脳出血	頭痛、高血圧。抗凝固薬や抗血小板薬の内服聴取。
大動脈解離	胸背部痛、血圧・脈拍の左右差。

▼その他の麻痺の症状とその原因疾患、病態

原因となる病態	主な症状の特徴
慢性硬膜下血腫	高齢者、数か月以内に頭をぶつけていないか。突然発症ではない。
トッド麻痺	けいれん後に麻痺がしばらく持続。先行するけいれんの聴取。
末梢性顔面神経麻痺（ベル麻痺）	四肢麻痺なし、麻痺側のおでこのしわよせができない（脳血管障害ではできる）。

高血糖

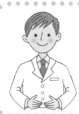

高血糖の患者さんは基本的に、糖尿病の患者さんです。高血糖の患者さんの場合、まずは重症の２つの病態（糖尿病性ケトアシドーシス、高浸透圧性高血糖症候群）かどうかを見なければなりません。２つの病態が除外できれば、インスリンや輸液での対応となることが多いです。

アセスメントのポイント

高血糖に関するアセスメントのポイントを以下に示します。

❶ 糖尿病の患者さん、意識の悪い患者さん、呼吸や脈の速い患者さん、嘔気・嘔吐のある患者さんなどが血糖測定の対象となる。症状がはっきりしなくても、入院時の検査では血糖を測定することが望ましいと考える。

❷ バイタルサインの測定・観察、評価をする。

❸ 緊急性の判断には、意識状態、ショック症状の有無、血圧低下の有無などの確認が欠かせない。迅速に必要な観察を行い、アセスメントする。発熱を伴う場合も多いため、体温測定も重要である。

❹ 上記のアセスメントから、下の表にあるような生命の危険がある疾患の可能性があるかどうか判断し、必要時はただちに医師に報告する。重症の高血糖ではICUやHCUの管理となることが多い。

▼高血糖で考えられる緊急性の高い病態

原因となる病態	主な症状の特徴
糖尿病性ケトアシドーシス（DKA）	・嘔気、嘔吐や、腹部膨満、腹痛（46%に認めるとの報告も）。 ・多尿、口渇、多飲を認める。 ・体重減少や頻呼吸、クスマウル呼吸や甘い口臭（ケトン臭）を認める。
高浸透圧性高血糖症候群	・意識障害や傾眠傾向、せん妄、脱力、視力障害、けいれん。

緊急性のある糖尿病性ケトアシドーシスと高浸透圧性高血糖症候群について解説します。

▼疾患ごとの誘因や病態

疾患名	病態	主な誘因
糖尿病性ケトアシドーシス（DKA）	1型糖尿病によく起こる疾患。病態の本体はインスリンの欠乏である。インスリンは膵臓によってつくり出され、インスリンがないと細胞は血糖を取り込むことができない。結果としてグルカゴン、カテコラミン、コルチゾールや成長ホルモンのような異化ホルモンが増加。異化の亢進は、脂肪分解を促進し、脂肪酸を分解。肝臓におけるケトン体（アセト酢酸やβ-ヒドロキシ酪酸）の産生が過剰となる結果、代謝性アシドーシスになる。	・インスリン不足 　投薬忘れ、投薬の省略など ・感染症 　細菌感染症、特に尿路感染症など ・医療からのストレス 　外科手術・手技・入院など ・インスリン器具の故障 ※2型糖尿病でも心筋梗塞、肺炎、尿路感染症、ステロイドなどの薬剤を契機にDKAになることがある。
高浸透圧性高血糖症候群	2型糖尿病によく起こる疾患。DKAと違い、インスリンはケトアシドーシスとならない程度には体内にある。血糖が200mg/dl を超えてくると腎臓での糖の再吸収が難しくなる。結果として尿糖が増え、増えた尿糖が血中の水分を尿に引き込む（浸透圧利尿）。そしてさらに血糖が上がる、というサイクルを繰り返していくようになる。	・感染 ・脳梗塞 ・心筋梗塞 ・薬剤 　―降圧薬 　―抗けいれん薬 　―抗ヒスタミン薬 　―利尿薬 　―ステロイド薬 　―向精神薬　など

治療

治療の基本は輸液とインスリンそしてカリウム補正ですが病態によってメインが異なります。

●輸液

糖尿病性ケトアシドーシスであっても、高浸透圧性高血糖症候群であっても、細胞外液（生理食塩液、乳酸リンゲル液など）での輸液が必要になります。特に高血糖性高浸透圧昏睡では9L程度まで脱水が進んでいることもあります。

●インスリン

レギュラーインスリンを1時間あたり0.1単位/kgにて投与します。50kgの人なら1時間あたり5単位を投与ですね。多くの場合、レギュラーインスリン50単位を生理食塩液に混注するなど、1mLあたり1単位の調整をします。こうすると投与量の調整が容易になります。

●カリウム補正

インスリンの投与を開始すると、細胞内にカリウムが取り込まれます。結果として、血液中のカリウムが低下することがあります。インスリンの持続投与時には、低カリウムにならないようにカリウムを補充していきます。

●合併する感染・心筋梗塞・脳梗塞の治療

重症の高血糖の患者さんに合併する疾患を探し、該当すればその治療を行うことが必要です。

高カリウム血症

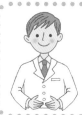

カリウムの異常は緊急事態です。致死性の不整脈が起きる前に早く、積極的に治療をする必要があります。原理の異なる複数の治療法がありますので、看護師としてはそれぞれの原理と薬の容量などを理解して適切に対応することが必要になります。

アセスメントのポイント

　高カリウム血症に関するアセスメントのポイントを以下に示します。

❶どのような患者さんに多いか？
　腎機能障害のある患者さんに多い。疑った場合、血液ガスや心電図などで迅速に確認する必要がある。

❷どのような症状があるか？
　脱力、呼吸困難、動悸、嘔気・嘔吐、感覚異常などの症状が起こる。

❸バイタルサインの測定・観察、評価
　バイタルサインの測定は必須。徐脈性不整脈が起きていたり、徐脈の場合がある。

❹フィジカルアセスメント
　四肢の筋力の脱力を認めることがある。腱反射（けんはんしゃ）が低下したりすることもある。また、呼吸筋の筋力低下があれば頻呼吸となることもある。

　高カリウム血症の患者さんは無症状であったり、だるさやふらつきなど非特異的な症状が多いです。そのため、積極的に疑って検査をしていくことが必要です。

▼高カリウム血症で考えられる緊急性の高い病態

原因となる病態	主な症状の特徴
洞性徐脈、徐脈性不整脈、電動遅延	• 徐脈 • ふらつき • 高血圧／低血圧。初期には高血圧、晩期に低血圧になることがある
筋力低下	• 全体的な筋力低下 • 腱反射の低下が見られることもある

・結果が数分で確認できる血液ガス、心電図にて迅速に検査をする。
・加えて、溶血、横紋筋融解、血糖などについても検査を進める。

▼高カリウム血症の原因疾患、病態

原因	疾患名	病態
カリウム摂取増加	経口	・果物など食事由来のもの ・カリウム製剤
	経静脈	・輸血 ・カリウム製剤 ・カリウムを含む輸液 ・カリウムを含む薬剤
カリウム排泄減少	腎障害	・急性腎障害 ・慢性腎不全 ・尿細管アシドーシス
	内分泌性	低アルドステロン症など
	薬剤性	NSAIDs、ACE阻害薬、ARB、カリウム保持性利尿薬、ヘパリン、タクロリムスなど
細胞内からのシフト	異化亢進	・急性腫瘍崩壊 ・血管内溶血 ・横紋筋融解 ・熱傷
	インスリン欠乏	・糖尿病

高カリウム血症の治療は？

高カリウム血症には、迅速な対応が必要です。多くは透析患者さんに見られます。中等度以上の高カリウム血症には血液透析がメインの治療です。しかし、透析はすぐに開始できないことが多いため、まずは薬剤投与にて対応をします。

●グルコン酸カルシウム
心電図にてP波の消失、QRS幅の増大があるときに使用します。

●ブドウ糖とインスリン
ブドウ糖とインスリンを同時に投与することで細胞内にカリウムをシフトさせます。50％ブドウ糖40mLとレギュラーインスリン8単位を一緒に投与します。

●ベータ刺激薬
ベータ刺激薬の吸入をすることで内因性のインスリン分泌を促します。

●重炭酸ナトリウム
高カリウム血症の患者さんでは代謝性アシドーシスが起こっていることが多いです。アシドーシスがある場合には重炭酸ナトリウムにて補正をすることで、カリウムを細胞内にシフトさせます。

●利尿薬と輸液
ループ利尿薬などはカリウム排泄作用があるため、細胞外液とともに投与することがあります。

●ケイキサレート
経口もしくは注腸での投与によってカリウムを吸着する治療法です。効果が出るまでに少し時間がかかりますが、とても有効な治療法です。

高カリウム血症は、VF、VTなどの致死性不整脈の原因になりますし、房室ブロックなど徐脈性不整脈の原因にもなります。それぞれの治療法の原理や違いについて理解しておきます。

中毒

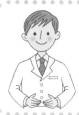

中毒の患者さんは薬を飲んだという病歴が明らかな場合が多いです。しかし、意識障害や頭痛などの症状の原因が中毒から起きていることもあるので注意が必要です。基本的には「どれくらいの量を摂取したのか?」がとても重要になります。

アセスメントのポイント

中毒に関するアセスメントのポイントを以下に示します。MATTERSというゴロ合わせで、次のように考えていきます。

❶Medication Amount：どのような薬をどれくらい摂取したのか?
水でも酸素でも量によっては毒になる。どの薬をどれだけ服用したのかという情報収集は欠かせない。摂取した量から中毒域なのかを判断することが多い。

❷Time Taken：いつ服用したか?
薬物を摂取してからどれくらいの時間が経っているかによって治療法が大きく変わってくる。例えば、胃洗浄は薬物摂取から1時間以内、活性炭も1時間以内(物質や状況によっては1時間を超えての活性炭投与も考慮)という摂取時間からの推奨もある。薬を摂取してからの経過時間は極めて重要。

❸Emesis：嘔吐はあったのか?
自殺企図による過量摂取が多い。そのため、嘔吐の有無は摂取総量を予想するうえで重要になる。

❹Reason：どんな理由だったのか?
多くの場合、自殺企図による過量摂取であるため、きっかけとなったイベントや既往歴など、家族も含めた問診が欠かせない。

❺Signs, Symptoms：徴候と症状はどんなものか?
診察では、意識状態、バイタルサイン、瞳孔、皮膚、腸蠕動、匂い、神経所見(眼振、クローヌスなど)を必ず診察することで、どのような薬剤を摂取したのかをある程度予想することができる。

上記のアセスメントから、どのような薬剤・毒物をどれくらい摂取したかを考えながら、医師とともにアセスメントを進めていきます。また、気道(A)、呼吸(B)、循環(C)に異常のある患者さんも多いので、生命の危険がある場合には医師に報告します。

●トキシドロームの分類
前述のように、どのような薬剤・毒物による症状なのか?　を患者さんのバイタルサインやフィジカルアセスメントをすることで予想することができます。これらの徴候や症状を**トキシドローム**(Toxidrome)と呼びます。

よく知られているのは、交感神経が活発になる**交感神経賦活性（ふかつ）**と、副交感神経が活発になる**コリン作動性**です。**抗コリン性**では副交感神経がブロックされるので、コリン作動性と反対の症状が出ます。抗コリン性と交感神経賦活性のどちらかを判断するのに必要なのは発汗の有無です。

交感神経賦活性では発汗が見られますが、抗コリン性では皮膚は乾燥しています。そのほかにもすべての症状が低下する**麻薬系**、抗うつ薬を内服することなどで起こる**セロトニン症候群**があります。対比がしやすいように、下の表に示します。

▼トキシドロームの分類

トキシドローム	血圧	脈拍	呼吸数	体温	瞳孔	腸雑音	発汗
交感神経賦活性	↑	↑	↑	↑	↑	↓	↑
コリン作動性	→	↓	→	→	↓	↑	↑
抗コリン性	↑	↑	→	↑	↑	↓	↓
セロトニン症候群	↑	↑	↑	↑	↑	→	↑
麻薬	↓	↓	↓	↓	↓	↓	↓
鎮静催眠剤	→/↓	→/↓	→/↓	→/↓	様々	↓	→

●中毒診療にてよく行われる検査

MATTERSとトキシドロームが原因検索に非常に重要ですが、ほとんどの場合には検査が行われます。よく行われる検査を以下に示します。

❶採血
臓器障害や凝固系に影響を与える薬剤がある。血算、凝固、生化学（腎機能、肝機能、電解質、血糖など）、血清浸透圧を見る。

❷静脈血液ガス
アシドーシスが起きているか？
血液ガスの中でもpH、重炭酸、乳酸値が重要になる。

❸尿中薬物スクリーニング
注意深く使用することが必要。なぜなら、偽陰性（十に麻薬系）や擬陽性（風邪薬、覚せい剤など）が多いからである。

❹心電図
抗けいれん薬、向精神薬は抗不整脈薬と似た構造が多い。そのため、心電図のQRSやQTが伸びるなどの異常が起こることがある。

原因による中毒の治療

　中毒では特異的な解毒剤があるアセトアミノフェン、エチレングリコール、有機リンなどがあります。加えて、透析や活性炭頻回投与が有効なものもあります。有効な治療法がない場合には、対症療法や支持療法をしていきます。頻度の高い中毒の治療法を下の表に示します。

▼頻度の高い中毒の治療法

治療法	中毒の種類
アセチルシステイン	アセトアミノフェン
アトロピン、PAM	有機リン
ナロキソン	麻薬
フルマゼニル	ベンゾジアゼピン
フォメピゾール	エチレングリコール、メタノール
ヒドロキソコバラミン	シアン、シアン化合物
活性炭の繰り返し投与	カルバマゼピン、テオフィリン、フェノバルビタールなど
血液透析	アスピリン、リチウム、エチレングリコール、テオフィリンなど

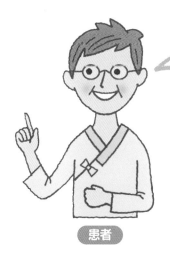

中毒が原因で意識障害や頭痛などが起きることがあるのですね。

どのような薬剤や毒物をどれくらい摂取したかが大事なのですね。

患者

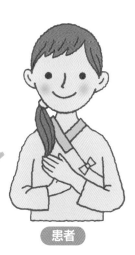

患者

止血・圧迫法

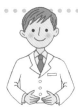

初期の止血は非常に重要です。外出血が続けばそのまま出血性ショックに陥る可能性があり、また、凝固障害を助長することとなります。血液が感染物であるという大前提も忘れてはいけません。この項では感染防御、止血法、そして止血中に聴取可能な問診に関して取りあげます。

アセスメントのポイント

止血に関するアセスメントのポイントを以下に示します。

❶全身状態の確認（トリアージの項➡P.20に沿って行う）
❷受傷機転/患者背景の確認
❸標準予防策
❹創傷の評価（創傷ケアの項➡P.89参照）
❺確実な止血

受傷機転 / 患者背景の確認

救急外来では、スポーツでの擦り傷や料理中の切創など、救急外来での処置で終わるものから、手術室に行きデブリードマンが必要であったり、神経血管の縫合処置などが求められる疾患まで、多種多様な創傷を負った患者さんが来られます。患者さんは不安を抱えて救急外来に来ているわけですから、患者さんの状況や背景に配慮しながら、不安を取り除きつつ創傷の確認をしましょう。具体的には5W1H（だれが、いつ、どこで、なにを、なぜ、どのように）を埋めるように確認することで、聴取漏れを防ぐことができます。

標準予防策

　止血処置を行う際、米国疾病予防管理センター（CDC）と米国労働安全衛生局の出すガイドラインでは、下の表のように感染防具を使用することが推奨されています。

　ガーゼやタオルに包まれている創部は噴出性の有無はわかりません。必ず噴出性である可能性を考慮して対策を行いましょう。

▼感染防具の使用

処置	使い捨て手袋	ガウン	マスク	ゴーグル
噴出性出血の止血	要	要	要	要
軽度の出血の止血	要	不要	不要	不要

止血・圧迫法

　直接圧迫止血法と止血帯法を紹介します。

●直接圧迫止血法

　受傷部位から出血が続く場合は、清潔で湿らせたガーゼを創傷に当てがい、出血しない程度の最小の強さで圧迫します。表現としては「押さえる」に近い感覚です。無理に強く押さえると組織の損傷や、うっ血を助長してしまいます。何より痛いです。そしてそのまま一定の時間じっと押さえておくことが重要です。的確な圧迫止血ができていれば、数分から数十分ほど行うことで止血が得られます。また、四肢である場合は図のように創部を心臓より上まで挙上することで、より止血効果を得ることができます。圧迫止血法は四肢のみならず、体幹や頭部、口腔内などでも施行可能です。

▼圧迫挙上の図

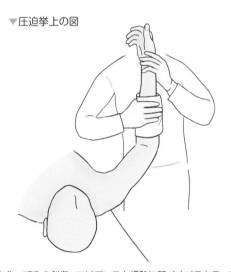

出典：『ERの創傷：エビデンスと経験に基づくプラクティス』、
編集：北原浩、シービーアール、2012年

●**止血帯法**

　体幹の場合にはできませんが、四肢の場合には止血帯法によって太い血管を遮断することで一時的な止血を得ることができます。図のように布と棒による方法や、タニケットを使用する方法があります。しかし、根治的な止血法ではありません。

　本来、無血術野（むけつじゅつや）を確保し、創の露出血管などの処置を行うための方法であり、止血帯法が必要な場合はとてもまれです。しかし、そのような状況に出合った場合は一時的に処置を行い、すぐに次の対応策を医師と相談し、対応しましょう。

▼止血帯法の順序

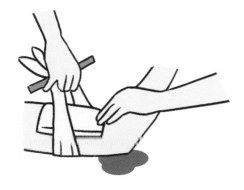

❶棒を入れ、手で当て布を押さえる

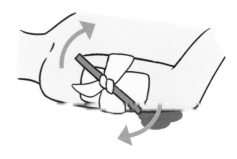

❷血が止まるまで、棒を静かに回す

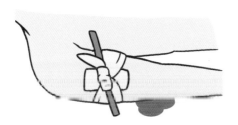

❸棒が動かないように固定する

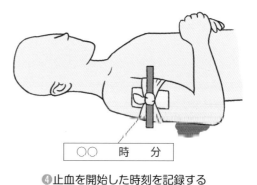

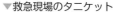

❹止血を開始した時刻を記録する

出典：舞鶴市消防本部ホームページより

　止血帯は、できるだけ幅の広いもの（3㎝以上）を用いる。棒などで固定したときは、止血時刻を記録し、もし30分以上続ける場合には、30分に1回止血帯をゆるめ、血流の再開を図ります。そして、出血が続いていれば、再び緊縛（固定）を実施します。

▼救急現場のタニケット

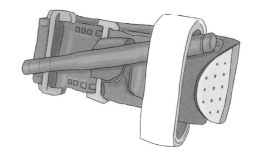

創傷ケア

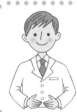

創傷とはいわゆる傷ですが、何も皮膚だけが傷ついているわけではなく、その他の組織も同時に損傷していることが多いです。創傷ケアで重要なのはしっかりとした評価です。そのためには解剖学的な知識が必要です。解剖学をもとに評価・処置の流れを学びましょう。

アセスメントのポイント

創傷ケアに関するアセスメントのポイントを以下に示します。

❶皮膚の解剖学
❷創傷の評価方法
❸初療で行うべき創傷処置と抗菌薬
❹治癒過程から学ぶ創傷処置 (熱傷の項➡P.96参照)

皮膚の解剖学

皮膚は、次ページの図のように表層から表皮、真皮、皮下組織の順に並んでいます。その中でも重要な組織は**真皮**です。真皮の有無によって創傷治癒の形態が変わるからです。毛包の有無が見分けるポイントになります。

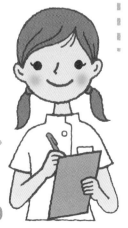

創傷ケアはしっかりとした評価が必要ですので、きちんとアセスメントを学ぶ必要があるのですね。

新人ナース

▼皮膚の解剖

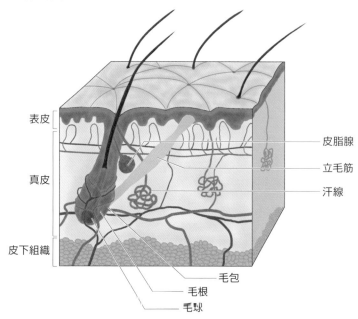

表皮

真皮

皮下組織

皮脂腺

立毛筋

汗線

毛包

毛根

毛球

創傷の評価

　評価を行う際、創傷の場所と深さ、範囲が必要となります。また、サイズが小さくても様々な合併症の有無を確認していくことが必要です。下表の項目を埋めるように、カルテでテンプレート化しておくのもよいかもしれません。また、複数箇所に損傷がある場合は、必ずその部位ごとに評価をそれぞれ行います。カルテ記載も重要ですが、可能な限り創部の写真を残すことを心がけましょう。あとから診る医療者にとって重要な情報となります。

▼評価方法

損傷部位・形態	[例]左前腕橈側 / 挫滅創。
範囲・深さ	[例]10x15mm／深さ 最大10mm（不明な場合は必ず不明と記載する）。
血管	①止血の有無（出血があれば動脈性か静脈性か、圧迫で止血可能か）。
	②創部以遠の末梢側（橈骨動脈や足背・後脛骨動脈）で動脈拍動が触れるか。
	③CRT(Capillary refilling timeの健側比較)。
	④大量の外出血の有無、拍動性の血腫の有無。
	⑤可能であればABI(Ankle Brachial Index)で0.9以下であれば異常と判断。
神経	顔面外傷時の動眼神経は早めに行う（のちのち主張して評価困難となるため）。 その他四肢神経（上肢は橈骨、正中神経、下肢は腓骨神経が多い）。
腱・筋	ある程度は損傷部位から解剖学的に予想できるが、 ブロック麻酔をすると評価困難となるため初期で必要となる。
関節・骨	開放骨折の有無は今後の抗菌薬や洗浄の基準になる。 出血の中に脂肪滴があれば開放骨折と考える。

初療で行うべき創傷処置と抗菌薬のお話

● 処置の手順

救急外来に来る創部は基本的に**汚染創**です。汚染創のままでは感染してしまうため、軽い洗浄➡麻酔➡しっかりとした洗浄（大部分は水道水による洗浄で対応可能）・デブリードマンを行い、汚染創を一次治癒（熱傷の項➡P.96参照）可能な**外科創**に変えるための処置を行います。

ここで1回での**創閉鎖（そうへいさ）**が可能であれば、縫合糸やステープラー（医療用ホッチキス）などで創閉鎖を行います。もし1回での創閉鎖が困難であれば、創部が乾かないように軟膏を塗布したガーゼで被覆（ひふく）したり、湿潤環境が保たれる状況をつくり出すことが大事です。これは創部の渇きが、治癒過程の阻害因子となるためであり、創閉鎖ができたとしてもできなかったとしても、湿潤環境を保つことを忘れないように気をつけましょう。

● 抗菌薬

投与のタイミングは受傷から2時間以内を目指しましょう。処置が終わってからの投与では遅く、処置と並行して行うことが大事です。基本的に皮膚にいる菌が体内に入ることを想定しており、第一セフェム（セファゾリンなど）が使われるのが一般的です。汚染がひどい場合にはアミノグリコシド系抗菌薬の投与を追加し、土壌汚染が強ければ破傷風トキソイドやテタノブリンの投与を検討します。

創傷の評価についてはカルテへの記載も重要ですが、創部の写真を残すことも重要な情報になります。

ベテランナース

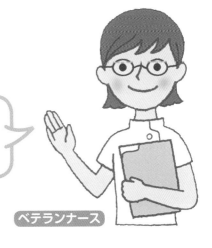

骨折、脱臼

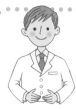

骨折、脱臼においてカルテ記載は、創傷の評価と同様の手順で行うことが大事です。しかし、その前の問診が高エネルギー外傷でも歩行可能な外傷でも非常に大事になります。最終的には何かしらの方法で固定しますが、その際の固定の合併症にも注意しましょう。

アセスメントのポイント

骨折、脱臼に関するアセスメントのポイントを以下に示します。

❶病歴から骨折が疑われたら、そのもう一歩前を聞く。
❷骨折部の評価（創傷の評価と同様、創傷ケアの項➡P.89参照）。
❸どんな固定がなぜ必要か（固定時には患者の不安を取り除きながら行う）。
❹合併症に気をつける。

骨折が疑われる病歴があればもう一歩踏み込む

受傷状況から、基本的にはぶつけた部位が特定できれば、解剖学的にその位置にある骨の損傷を疑うことができます。もちろんこの問診も大事ですが、「そもそもなぜ怪我をしたのか？」という状況を確認することが非常に重要です。受傷の原因として、不整脈による失神や脳梗塞による麻痺の出現など、内科的疾患が背景に隠れている場合もあり、小児であれば虐待などを考慮しなくてはなりません。また、骨折は緊急手術の適応があることも多く、SAMPLE聴取も忘れずに行います。ぜひとも一歩踏み込んだ問診を心がけましょう。

どんな固定がなぜ必要となるか

骨折、脱臼における固定については、次に示すポイントをよく理解しましょう。

●頸椎

受傷機転や後頸部痛から骨折が疑われた場合は、ネックカラーを使用するのが一般的です。頸髄損傷は呼吸筋麻痺を起こす可能性があり、頸椎保護は重要です。必ず患者の目の前に立ち、横から声をかけることは避けましょう。首が回ってしまうと頸椎は保護できなくなります。

▼頸椎固定

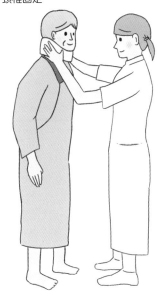

●脊椎（せきつい）

骨折が疑われるような場合は、ログロールやフラットリフトなどの技術を駆使して、病院前より全脊柱固定（せきちゅう）がなされるのが一般的です。病着するとアンパッケージ（全脊柱固定の解除）を行いますが、必ず頭側から行います。これは万が一バランスを崩して身体がバックボードから落ちた場合、頭部のみが固定されている状況になると脊髄へのダメージが強くなってしまうためです。

▼全脊柱固定

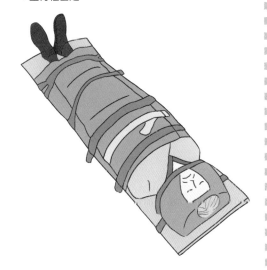

● 骨盤

骨盤骨折には安定型・不安定型などの種類がありますが、基本的に疑われている場合は、シーツラッピングもしくはサムスリングによる固定を行った状態で診療を続けていきます。

骨盤骨折は高エネルギーな外傷で起こることがあり、臓器損傷のみならず、骨盤周囲に張り巡らされている動脈の損傷が合併する可能性が高く、骨盤骨折がずれることで大量出血からの出血性ショックに移行するリスクが非常に高いためです。

▼サムスリング

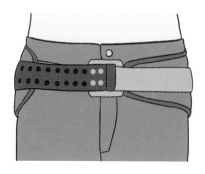

● 四肢

四肢固定では良肢位が基本です。**良肢位**とは、仮に拘縮を起こしても生活上最低限の活動が行える関節角度のことです。四肢の骨折の固定の際には、固定前に、あとで着替えが必要かどうかを考えましょう。固定したあとで、家に帰ってどうやって脱衣すればいいのか、という指摘を受けることもあります。

▼良肢位

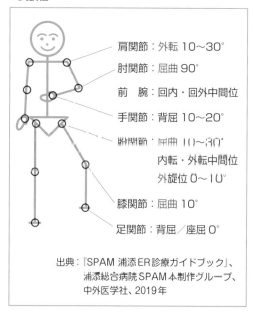

肩関節：外転 10～30°
肘関節：屈曲 90°
前　腕：回内・回外中間位
手関節：背屈 10～20°
股関節：屈曲 10～30°
　　　　内転・外転中間位
　　　　外旋位 0～10°
膝関節：屈曲 10°
足関節：背屈／底屈 0°

出典：『SPAM 浦添ER診療ガイドブック』、浦添総合病院SPAM本制作グループ、中外医学社、2019年

● 脱臼

どの関節においても、脱臼の場合は固定の前に整復が必要となります。看護師自身が整復を行うのは難しいため、脱臼が疑われるときは特に神経・循環障害、コンパートメント症候群の有無を素早く評価し、医師に伝えることが大事です。

注意すべき合併症

コンパートメント症候群とは、骨折や打撲に伴い筋肉が腫脹し、筋膜内に囲まれた区画の神経血管障害をきたす症候群のことです。これがギプスに囲まれた部分で起こるのが**ギプス障害**です。神経障害はギプスやシーネが比較的表層に通る神経を物理的に圧迫することでも起きることが多く、橈骨神経、尺骨神経、総腓骨神経などの麻痺が比較的起こりやすいので覚えておきましょう。

入院では、骨折部位を固定しているために深部静脈血栓症のリスクなどが上がるため注意が必要です。外来では、下肢骨折の場合は松葉杖を処方して帰宅となることが多いのですが、松葉杖の選択や指導が不十分であると、二次災害を引き起こすこととなります。まずは自宅環境などが問題ないかなどの聴取も忘れずに行いましょう。

▼松葉杖の長さの決め方、合わせ方

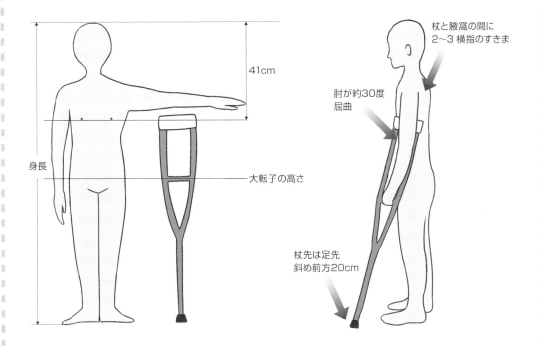

41cm

身長

大転子の高さ

杖と腋窩の間に
2〜3横指のすきま

肘が約30度
屈曲

杖先は足先
斜め前方20cm

●脱臼

脱臼した関節は速やかに整復することが必要です。特に循環や神経の障害がある際には急ぐ必要があります。指の関節などはX線撮影後に長軸方向に牽引することで整復可能です。肩、肘、股関節などの上肢や大きい関節の脱臼はX線透視を使用し、痛み止めや鎮痛・鎮静をした整復が必要になります。

●開放骨折

開放骨折は、骨折している部分の皮膚も損傷を受けている状態です。汚染が骨髄に至ってしまうため、迅速な対応が必要です。まずは、創部を3ℓを超える生理食塩水にて洗浄、すぐに消毒も行います。そして、抗菌薬・破傷風トキソイドやテタノブリンを投与します。その後、追加の手術を手術室で行う必要があります。整形外科で最も緊急性が高い疾患の1つです。

熱傷

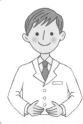

熱傷とは、火などの温熱、電撃、化学物質、放射線に暴露されることで起こる皮膚組織損傷の総称です。救急で診る熱傷は、局所療法のみでよい場合から集中治療を必要とするものまであります。重症度は様々で緊急性の高い病態が隠れていることもあり、受傷原因、部位、熱傷面積、深達度などの総合的評価が重要です。その後の初期対応まで学びましょう。

アセスメントのポイント

熱傷に関するアセスメントのポイントを以下に示します。

❶ 皮膚の解剖を理解する（創傷ケアの項➡P.89参照）。

❷ 気道熱傷や頭頸部熱傷では気道浮腫の高リスク！　ABCの確保（気道確保の項➡P.42参照）。

❸ 深達度の分類と特徴を把握する。

❹ 重症度分類を把握し、処置・治療対応。

深達度の分類と特徴

深達度の分類と特徴を表に示します。

▼深達度の分類と特徴

分類	Ⅰ度熱傷	Ⅱ度熱傷	Ⅲ度熱傷
深度	表皮	真皮	皮下組織
原因例	日光、軽微な閃光	高温の液体、火炎	化学物質、電気、火炎、金属
皮膚色	赤色	まだらな赤色	光沢白色、半透明、炭化
表面	水泡なし	浸出液を伴う水泡	凝結血管、乾燥
感覚	痛みあり	痛みあり	末梢痛を伴う無感覚
治癒	3～6日	2～4週、深さ次第	皮膚移植が必要

重症度分類

　9の法則やLund and Browderの図で面積を
算出し、Artzの基準で重症度を判断します。

▼Artzの基準

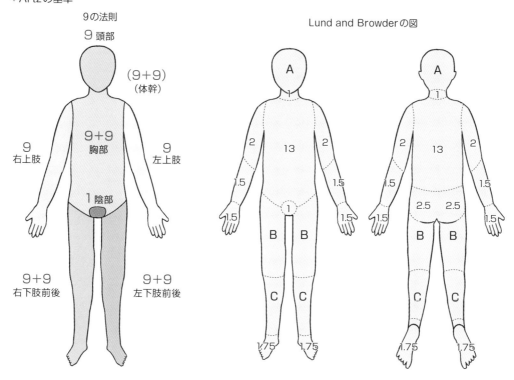

▼年齢によって上図のA～Cに表の数値をあてはめる

部位	0歳	1歳	5歳	10歳	15歳	成人
A（頭部の1/2）	9.5	8.5	6.5	5.5	4.5	3.5
B（大腿部の1/2）	2.75	3.25	4	4.25	4.5	4.75
C（下腿部の1/2）	2.5	2.5	2.75	3	3.25	3.5

Artzの基準
重症熱傷
・Ⅱ度で30%TBSA*以上
・Ⅲ度で10%TBSA以上
・顔面、手、足のⅢ度熱傷
・気道熱傷の合併
・軟部組織の損傷や骨折の合併
・電撃傷

中等度熱傷（一般病院で入院治療を要するもの）
・Ⅱ度で15〜30%TBSAのもの
・Ⅲ度で10%TBSA以下のもの（顔、手、足を除く）

軽症熱傷（外来で治療可能なもの）
・Ⅱ度で15%TBSA以下のもの
・Ⅲ度で2%TBSA以下のもの

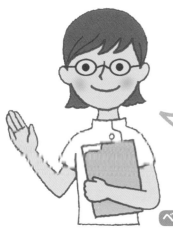

熱傷患者さんの帰宅の際には、熱傷が広がる・深くなる可能性があることを説明する必要があります。また、皮膚のバリアが破綻しているため、毎日しっかりと洗浄をしていく必要性も伝えねばなりません。

ベテランナース

column

動物咬傷は縫ってはいけない？

　動物咬傷では、牙などで奥まで菌が入り込んでいるリスクがあり、完全なデブリードマンを行うのは難しい場合があります。そのような場合に完全な創閉鎖をしてしまうと、菌を体内に閉じ込める結果となります。そこで、縫合は最小限に抑え、少し血が流れ出るドレナージ効果を残しておくことが大事になります。

＊TBSA　total body surface area（全体表面積）の略。

処置・治療対応

　成人で15%TBSA以上、小児で10%TBSA以上のときに初期輸液が開始されます。

　Baxter法により、総輸液量(mL/日) ＝ 4 × 熱傷面積 (%) × 体重 (kg) で求められた量の半分を16時間で入れるペースで開始し、尿量は0.5mL/kg/hr 以上を目安に、尿量で補液量の増減をすることが推奨されています。

　創処置の最初は、流水による20分以上の冷却と洗浄です。

・氷水や氷での冷却を避ける！ 低体温に注意！ 水泡は破らない！
・3cm以上または可動性の水泡は自壊リスクが高いため、清潔な環境で穿刺吸引する。
・自壊した水泡は水と石鹸で洗浄し、壊死した皮膚組織は丁寧に除去する。

　その後、重症度によって対応が変わります。

● Ⅰ～Ⅱ度熱傷
・リンデロンVG軟膏＋アズノール軟膏を塗布し、非固着性シリコンガーゼで被覆する。

● Ⅲ度熱傷
・壊死組織(白色)は基本的に切除する。
・初期は浸出液が多いため患肢挙上励行とする。
・被覆材の使用も検討されるが、感染のリスクがあるうちの被覆材は避ける。

・壊死組織除去にはブロメライン軟膏、その他感染予防を考えゲーベンクリームや、浸出液が多い時期にはイソジンシュガーパスタ®、ユーパスタコーワ軟膏®なども検討する。

　湿潤療法の際に、抗菌薬入りの軟膏を使用することを否定する医師もいるため、その都度医師の指示を仰ぐことが望ましい。最終的に、中等度～重症の熱傷は熱傷センターに準じた施設への転院が必要となります。

切断指ってどうすればいいの？

　指の再接着の適応などは非常に難しい分野です。可能な限り、どれだけ汚染されていようが、軽い洗浄を行い、乾かないように濡れたガーゼなどで包んで、ビニール袋をさらに氷水の中に浸けた状態で運んできてもらうことが望ましいです。また、爪も同様であり、可能な限り探し出して持ってきてもらえるように、本人・家族に伝えることが大事です。

MEMO

chapter 6

生活行動の教育と援助

··

救急外来での生活援助は、患者の気持ちをくみ、
急性発症した疼痛や苦痛があれば、
患者の負担にならないように行います。

食事の指導

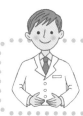

食事の指導は、患者の治療方針を医師と共有し、治療が促進される指導を行います。過度な飲水や食事を促さないようにします。

食事のポイント

食事のポイントを以下に示します。

❶食事・飲水が可能な状態かを医師に確認
緊急手術や鎮静剤を用いた処置などが控えている状況か、食事や飲水を契機に増悪する病態ではないか、水分制限が求められる状態であるか、食事により検査の精度が変化しないかなどをアセスメントし、医師に確認する。

❷バイタルサインの測定・観察、評価
食事・飲水の判断には、病態に加えてそのあとに予定している検査や処置を考慮する必要がある。食事や飲水をしてしまうことで、処置時のリスクが上がることもある。口渇や空腹は苦痛を伴うことに理解を示す。「喉が渇いた」「お腹が減った」という訴えを傾聴(けいちょう)する一方で、いつからならば飲食可能かのアセスメントをする。

❸□□□□□アセスメントから、食べ□□□□□めるような疾患・状態があるかどうか判断し、患者に説明を行うことで理解を得る。

実現可能な対処

食事の指導で注意すべきは、家庭の方針で甘いものは与えないようにしている、アレルギーがある、宗教上の理由で食べてはいけないものがある、などの個別性です。救急外来に滞在している短い時間で情報を集めることは容易ではありませんが、実現可能な対処を伝えるようにします。

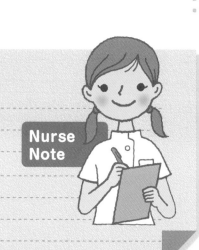

Nurse Note

▼飲食が影響を与える主な処置や検査

検査・処置	根拠
手術・ 気管内挿管	これらの処置を行うときは、緊急事態なので飲食の可能性は低い。しかし、いままで元気だったのに急変し、緊急処置が求められることもある。その際に食事をしていて胃内容物が多く、胃が張っているとフルストマックという状態となり、嘔吐・誤嚥のリスクが高まる。挿管の際には吸引やマギール鉗子など、吐物を除去できる準備を万全にする。緊急手術になるならば、直前の飲水時間や食事時間を申し送る。
鎮痛・鎮静 を伴う処置	基本的に麻酔薬を使用するため、上記と同様の理由でフルストマックが嘔吐・誤嚥のリスクとなる。しかし、手術や挿管と違うのは、ある程度の時間が経過するまで待機できることである。最終食事時間を確認し、麻酔導入をしても安全な時間まで経過するのを待つ。固形物で4時間、水で2時間、母乳で4時間、人工乳や牛乳で6時間は最終飲食時間から空ける必要がある。
内視鏡検査	基本的に鎮静・鎮痛を図りながら行うため上記に準じる。しかし、緊急の場合、前処置をせずに開始することが多い。そうなると適切な検査結果が得られない可能性が高まる。吐血・下血・異物誤飲などの主訴であれば、来院した時点で飲食は控えてもらうように説明する。
造影CT	胸背部痛、腹痛などをはじめ、咽頭痛（いんとうつう）や呼吸困難、発熱の全身精査で造影CTを行うことがある。基本的には食事後時間を空けることが望ましい。造影剤を使用すると、アレルギー反応を起こす可能性があるだけでなく、注入されただけでも嘔吐中枢を刺激して反射的に吐き気、嘔吐を誘発することがあるためである。

▼救急外来で飲食についての指導が必要な疾患、病態

疾患名	注意点
急性腹症、 胃腸炎	脂っこい食事や乳製品を控える。消化によいものを、少量ずつ回数を分けて摂取する。胃腸炎の場合、嘔吐してしまう場合はキャップ1杯の水から始める。
尿管結石	シュウ酸を含む食品は控える。ほうれん草、サツマイモ、チョコやコーヒー、緑茶に多く含まれる。摂取を奨励するのは水分、カルシウム、クエン酸を含む食品である。
熱中症	意識があり、本人が飲み込めるときはスポーツドリンクや経口補水液を摂取する。スポーツドリンクは薄めると吸収効率が下がるため、そのまま飲んでもらう。
低血糖	意識があれば、本人が持っているブドウ糖やアメなどを摂取する。意識が混濁している状況ならば誤嚥や窒息につながるので、点滴で対応する。
イレウス、腸 閉塞、膵炎	これらは摂食により、消化活動の亢進が症状の増悪につながるため禁飲食。口渇が辛いときには水で濡らしたガーゼを口に当てがい、口腔内を潤すに留める。

もしも食事がとれなかったら再受診

　発熱や痛みで摂食が難しいときには、鎮痛剤を使用して楽になったときに食べるようにするなどのアドバイスを添えます。

　また、食欲が出ない、飲んでもすぐに吐いてしまうなどで帰宅後も辛い状況が続くこともあります。そうなった場合は、本人も家族も辛いので、帰宅の際には「食事や飲水もできないようなら、いつでも受診してください」と伝えるようにします。

排泄援助のコツ

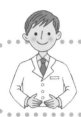

排泄によるバイタルサインの変動や症状の増悪に注意します。また多くの人が不意に出入りするため環境設定や羞恥心に配慮します。

アセスメントのポイント

排泄に関するアセスメントのポイントを以下に示します。

❶自宅や施設ではどのような排泄状況であったのか、本人や付き添いの方に確認する。患者は、できる限りもともとのADLでの排泄を希望することが多いので、現在の身体状況と合わせて、援助が可能な方法を選択する。

❷バイタルサインの測定・観察、評価を行う。
❸労作による体への負担、症状や苦痛のアセスメントから、下の表のリスクを考慮し、患者とともに最善の方法を考えて援助する。

▼排泄行為がリスクとなる可能の高い病態

原因となる病態	主な症状の特徴
下血、重症便秘	直腸内に血液が溜まると便意を感じるためトイレを希望することが多いが、トイレで多量の排便をした結果、ドバッと出血してショック状態になったり、血液を見て迷走神経反射が起き、気を失う人もいる。
失神	排尿や排便を契機に、迷走神経反射で失神することがある。また、主訴が失神で来院した方が、立位や歩行、排泄を契機に失神して転倒するリスクがある。状況を確認し、記録に残す。
頭痛、脳出血	尿意や便意は我慢するだけで血圧が上昇することがあるため、すぐに排泄したほうがよい。しかし、怒責による血圧上昇が症状の増悪を招くため、医師に相談して鎮痛剤や降圧剤などの投与を考慮する。
アルコール多飲	酔いが抜けていないとふらついて転倒したり、トイレに入ったまま寝てしまって出てこないということがある。また、飲酒も失神の誘因となり得るので、歩行時には注意が必要。尿器介助やオムツも考慮する。

▼選択可能な排泄援助の方法

トイレ歩行	ふだんの生活に近いが、負担は大きい方法。見守り歩行、点滴棒、車いす、いずれの方法で移動するにしても症状の増悪に注意する。
差し込み便器・尿器	ベッドの上での排泄は慣れていない患者が多く、排泄物をこぼしてしまうことがある。また、カーテンで仕切られた環境では排泄しづらいことにも留意し、プライバシーを守る。
オムツ	ADLや疾患を考慮して、オムツを当てることは少なくない。患者にはオムツの必要性と安全性を説明し、尿器や差し込み式便器でフォローできることも話したうえで、着用する。オムツのサイズと漏れがないようにフィットするかが重要。
尿とりパッド	オムツと併用することが多いが、何枚も重ねるのはよくない。はき心地も悪いが、多湿状態が皮膚の脆弱化を招く。
摘便、浣腸	便秘の場合に、医師の指示で行うことがある。感染対策を行いつつ、周囲への臭気に配慮する。個室にしたり、トイレに近い場所で行ったり、消臭剤を用意して環境をつくる。
導尿	尿培養採取、尿閉や脊髄損傷の場合などに医師の指示を受けて行う。一時的な処置であること、一定の苦痛はあることを伝える。
膀胱留置カテーテル	水分バランスの厳密な管理が必要な疾患、体動困難で入院となった場合や、帰宅はできるものの尿閉で泌尿器外来につなぐまでの姑息的な対応として選択する。重症患者には、温度センサーや尿量計付を選択する。

　トイレに案内するときには、患者の特性に関して注意すべき点があります。

　精神症状が増悪している場合のトイレでは個室に注意する必要があります。鍵をかけて洗剤や水を多飲する、水道に頭をぶつけるなどの自傷行為をする人もいます。また、アルコール患者は、思いがけずセクハラ行為や暴力行為に及ぶリスクもあります。患者の状態を考えて、安全な介助方法をとります。

腹痛の患者さんがトイレに行く際には、妊娠反応や尿検査がのちに必要となることも多いため、尿カップを渡すようにしましょう。

ベテランナース

救急外来で排泄をするということ

「下の世話が自分でできなくなったらおしまいだ」と考える人がいます。救急外来は、ついさっきまで日常生活を送っていた人が来院するケースも多いのです。そのため疼痛やリスクがあったとしても、「トイレくらい行かせてくれよ」と訴えることも少なくありません。

私が実践しているのは、選択肢が提示できる状態ならば本人に選んでもらう方法です。例えば、もともとは1人でトイレに行けるけれどもいまは痛みがあって動けない場合など、鎮痛薬の効果を待ってからトイレに行くか、いますぐならば尿器介助かオムツになる。どうしますか？　ということです。排泄は人の尊厳に深く関わります。患者さんに、できる限り自分で判断できる余地を与える、というのはとても大事です。

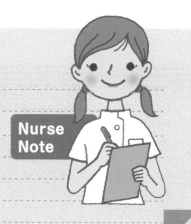

生活の場から隔絶された場所

救急外来はスタッフにとっては職場であり、日常の場です。しかし、患者にとっては生活の場から隔絶された場所です。そこで排泄をする困難さや羞恥心について理解する必要があります。周りに聞こえる声で無闇に「いっぱい出ましたね!」と言っていませんか?

Nurse Note

column

病院に来たら症状が消失する

胸痛や不整脈を主訴に来院したものの、病院に来たら症状が消失する患者さんもいます。そうした場合には、モニターをつけてトイレ移動などの労作をしてもらい、あえて症状の出現の瞬間を捉える方法もあります。しかしリスクを伴いますので、医師との十分な相談とアセスメントのうえで行います。

清潔を保ち、創部を守る

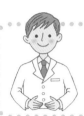

救急外来では、患者は着の身着のまま搬送され、出血や泥汚れを抱えたままの状態です。処置や検査を行う中で、患者にとって快適な介入を模索します。

アセスメントのポイント

清潔に関するアセスメントのポイントを以下に示します。

❶どこまでの可動や労作に耐えられるかを把握する。

創部がある場合、どのような損傷になっているのかを確認する。また創部が何によって汚染されているかを確認する。

❷バイタルサインの測定・観察、評価を行う。

❸上記のアセスメントから、生命の危険がある疾患の可能性があるかどうか判断し、必要時はただちに医師に報告する。

●**重症患者対応、緊急での処置が求められる場合**

重症患者では、体位交換を行う一瞬の動きでも血圧が維持できなくなったり、服を脱ぐだけの動作や時間でも命に関わることもあります。その場合、本人や家族の許可を得て、衣類を裁断します。首口から両袖と腹側に向けて3方向にカットすると迅速に進みます。その際にはモニターコードや末梢ルートを巻き込まないように注意します。

●**更衣介助をして着替える場合**

症状や疾患を考慮し、身体的な負荷がかからないように対応します。行う際には、どの程度の労作で疲労するのか、バイタルサインが変動するのか、身体症状が出るのかをチェックします。施設によっては浴衣式やセパレート式などを選べますが、患者の今後の治療内容や安静度の指示を考慮して、治療や活動がスムーズに行くものを選びます。

看護師は、**脱健着患**（だっけんちゃっかん）を習うと思います。脱衣は健側から、着衣は麻痺側や末梢ルート側からします。しかし救急外来では、どちらも患側になっていたり、点滴がたくさんつながっていたりと、この原則どおりにすることが難しい場合も多々あります。ゆえに、創部の有無や可動域の程度を考慮したうえで、どちら側から介入を始めるかを考えなくてはなりません。

●四肢を骨折、脱臼している場合

　これらはギプス固定や三角巾による固定が必要となります。タイトな衣類（加圧シャツやスキニーパンツなど）の場合は、固定のために裁断する必要もあります。脱ぐための動きでも疼痛は増悪しますし、固定されていない状態では骨折のズレが大きくなることもあります。本人の許可を得て、脱げるものは脱ぎ、裁断するものは裁断して、正確に固定できるようにします。

●熱傷がある場合

　重要なことは、熱傷部位に接触している衣類を安易に剥がさないことです。脱がせることによって、熱傷で形成された水疱が破けてしまったり表皮が剥離する可能性があります。そのため、衣類の上からの冷却を行います。ドレッシング材やガーゼで保護するときには、医師とともに慎重に衣類を剥がすようにします。

●創部がある場合

　ガーゼで保護しつつ、創部が拡大したり汚染されないように慎重に脱衣します。脱衣や更衣で、衣服が汚染されないように注意します。洗浄して縫合などの処置を終えたあとにまた着衣することもありますが、ガーゼなどを押し当てて、創部と衣類が直接こすれないように注意します。また、見えにくい場所でも脱衣すると傷ができているのがわかることがあります。脱衣しながらも全身観察をすると、傷の見逃しを減らすことができます。

●汚染が激しい場合（吐物、土砂、ペンキ、薬品など）

　基本的にすべて脱衣したうえで、ビニール袋などに密閉します。吐物や血液はそれ自体が感染源となりますし、臭気を含めて、他の患者さんや家族が見たりしても清潔とはいい難い状態です。また、土砂がたくさん付着していると、床に落ちたときに転倒の原因ともなりますし、創部を綺麗に洗浄しても、汚染されてしまいます。

　また、化学薬品などが付着している場合、医療者が迂闊に接触して皮膚症状や粘膜症状が出ることもありますし、揮発性薬品で汚染されている場合は換気をしなければスタッフや周囲の患者にも影響を与えます。

血液による汚れへの対応と帰宅後のフォロー

　汗以外の体液は感染源とみなす、**スタンダードプリコーション**の原則に基づいて考えます。例えば、頭部外傷の出血の場合、頭髪に血液が絡んで凝固してしまったり、見えづらい頭皮の部分まで血液が付着していることがあります。患者が帰宅後、自宅で入浴したときに溶け出した血液を見て「また出血してきた！」と不安になる可能性がありますので、今後どういうことが起こり得るかを説明する必要があります。

　また、創部がどのような状態になったら再受診を急いだほうがいいのか、様子を見ていていいのかもあわせて説明します。血液汚染に対するための洗濯用洗剤も一般に販売されています。基本的には、感染防止の観点からいえば廃棄することが最も安全な方法ではあります。それでも持ち帰りたい、着て帰りたいという場合には、その心情をある程度はくむ必要があります。

清潔を保つ

清潔を保つということは、身体面では皮膚を綺麗に保ち感染リスクを下げます。精神面では気分を爽快にし、対人面では外部環境との接触に積極的になれるなどの効果があります。創傷だけを綺麗にして帰宅を促すのではなく、救急外来から外へ出ても問題のない外見とすることが重要です。帰宅前に、患者さん自身に鏡で自分の傷や見た目をチェックしてもらうのも大事です。

Nurse Note

column

患者の心を支える力

　患者や家族にとって、入院せずに帰宅できるというのは安心につながることです。一方で、「次にどうなったら受診すればいいのだろう？」「この怪我を抱えたままどうやって生活しよう？」「帰ってもすぐに救急車で運ばれるのではないか？」という不安とも隣り合わせです。

　帰宅するときに、「なにか不安なことはありませんか？」「困ったらいつでも力になります」と伝えるだけでも大きく違います。

　また、生活環境や移動手段の情報を聴取し、アセスメントして、日常生活ではどのような場面に注意すべきか、困りやすい場面はどこかなどをあらかじめ伝えて予防策をとってもらうことも重要です。

　患者の持つ怪我や病気を抱える不安や、落ち着かない心の状態に共感し、具体策を持って支えられるとよいですね。

不眠、パニック障害、帰宅時の不安

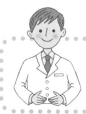

救急外来には、強い不安に襲われたり、不眠が辛いという方、社会的弱者も来院します。救急外来ではどのような援助ができるでしょうか。

アセスメントのポイント

　不眠、パニック障害などに関するアセスメントのポイントを以下に示します。

❶安心できる環境のセッティング

　不安や辛い気持ちを吐露できる、落ち着いた、安心できる場所をつくる。個室にしたりヒーリング音楽を流せるなら試みてもよい。場所を変えたり、穏やかでゆっくりとした口調で話しかけるなどの動作でもリラックスする効果がある。

❷状態のアセスメント

　精神状態の問題はどこから来ているのかを考える。疾患の症状が原因なのか、社会的な要因が原因なのかでアプローチが変わってくる。不眠や不安で救急外来を受診する患者にとって、医療者の真摯に向き合おうとする姿勢は重要。

❸帰宅にあたってのカウンセリング

　上記のアセスメントから、傾聴と共感を示しつつ、薬剤を使用するかどうかもあわせて医師とともに考える。救急外来といえども、睡眠サイクルを考慮することは重要。

●不穏・せん妄

　疼痛や苦痛、生命の危機感や突然の環境変化によって引き起こされます。不穏やせん妄というと、投薬して沈静化を図るイメージがあるかもしれません。しかし、患者に起きている何らかの欲求や問題を把握し、解決することによって改善されることがあります。

　例えば、尿意です。ベッド上で安静を強いられた場合に、トイレに行きたい気持ちが切迫感となり、不穏やせん妄を引き起こします。この場合に必要なことは尿意の解消です。また、疼痛が原因となっているならば、必要なことは安静や鎮痛となります。ふだんの生活環境をつくり出すことは難しいかもしれませんが、家族がいれば声をかけてもらったり、ふだん使っているものがあれば手に持ってもらうなどが重要です。

　鎮静薬の安易な投与はせずに、患者の状況をアセスメントして問題解決の糸口を探します。それでも効果がなければ医師とともに薬物投与を考慮します。

● 不安感

不安には、正常な不安と病的な不安がありま
す。正常な不安は原因がありますが、病的な不安
は漠然としたものです。不安があまりにも強い場
合には、患者自身による不適切な対処行動として
自傷行為に至ることもあります。不安の程度や対
処行動をアセスメントし、声かけや傾聴で不安の
程度を低下させて安全を確保します。

また、不安の傾聴をしていると医療者が感情の
巻き込みにあう可能性もあります。そうなると医
療者も精神面のケアが必要となってくるため、ス
タッフ間で常に観察とフォローをします。

● 不眠

ふだんの生活サイクル、睡眠の質、ストレスに
感じていることや、何か困っていることはないか、
などを確認します。不眠は多くの精神疾患で現れ
る精神異常のサインでもあります。

睡眠障害単体の問題なのか、ほかの精神疾患の
症状の1つなのかを判断することが大事です。不
眠の辛さに共感し、傾聴することは大事ですが、
話を引き出しすぎると眠れない原因について話す
ことになり、さらに不眠や不安を増長させるリス
クがあります。

そのことを踏まえたうえで、救急外来では傾聴、
原因の除去、睡眠サイクルの把握、環境整備、薬物
治療を選択します。ただ、救急外来で眠剤を内服
すると、意識がぼんやりして動けなくなって帰れ
なくなることがあります。帰宅後、睡眠時間が整
うタイミングでの内服を促すことが重要です。

● 家族の不安

患者が治療中で、ただ待っているだけの家族の
不安とストレスは非常に強いものです。特に、忙
しく働いているスタッフと家族の時間が過ぎる感
覚はまったく異なります。少しでもその不安を軽
減するために、病状説明ができない看護師にでき
ることはいくつもあります。

動揺が激しいのであれば個室や静かな場所へ誘
導する、どんな検査や治療をしたのかを伝える、
どのくらい待てば面会できるのかを伝える、全員
が全力で治療を行っていることを伝える、不安を
傾聴する……などです。

● 社会的背景による不安

救急外来には、家出をして保護されたり、DVや
虐待を受けて保護された子どもや家族など、いわ
ゆる社会的弱者が受診することもあります。最も
大事なことは、受診した人に「ここは安全なとこ
ろで、みんながあなたの味方である」と認識して
いただくことです。場合によっては、院内の管理
者とも協議をしたうえで社会的入院を考慮した
り、行政や警察の介入が必要となることもありま
す。その際には、そうした援助が受けられること
を説明して窓口をご案内します。

古着をストック

私の病院では、職員から様々なサイズの古着を集めて、種類別に救急外来にストックしています。
着替えも身寄りもない場合には、その古着をお渡しして着替えてもらっています。その後の再利用や
廃棄は、患者さんの一存にお任せするかたちで帰宅していただきます。

救急外来から専門的治療への橋渡し

　精神疾患については、救急診療の現場において一朝一夕で解決するのはとても難しいことです。しかし、対応をおざなりにすることもよくありません。環境設定や傾聴、アセスメントをして、患者にとって信頼と安心感が得られる場所であると認識してもらいます。

　そのうえで、帰宅後の専門外来への受診をいかにして促すことができるかが重要です。かかりつけの病院やクリニックを必ず受診するように説明します。また、いつでも困ったら救急外来を受診しても問題ないことをお伝えし、安心していただきます。精神疾患の患者さんへの対応は、一歩間違えると自傷行為を起こしたり、医療者に感情が伝播するなどのリスクをはらんでいます。そのことを念頭において援助を行います。

不安感などを主訴に来院した患者を軽視してはいませんか？　救急外来にいると、救命が必要な重症患者が最優先となってしまいます。しかし、忘れてはいけないのは、来院した患者は皆、自分が辛いと感じたからこそ受診しに来たということです。不安や不眠は、問題を抱えた患者にとって非常に辛いことなのです。まずはそこに歩み寄る姿勢を持っているか、省みましょう。

ベテランナース

安心感のある「声かけ」

　患者を安心させるために「もう大丈夫ですよ」と声をかけてはいないでしょうか？　「大丈夫ですよ」は、最も言ってもらいたい、安心できる言葉だと思います。ですが、私には苦い思い出があります。

　重症患者の家族の動揺が激しかったので、面会をした際に「もう大丈夫ですよ」と声をかけたのですが、その数分後に状態が悪化してしまったということがあります。救命はできたものの「大丈夫」と話した直後だったので、「なんて軽はずみな発言をしてしまったのだろう」と悔やみました。

　もちろん、ご家族のことを考えての声かけだったわけですが、家族にとっては「大丈夫だったはずなのに……」とショックが大きかったと思います。

　説明の際は、事実のみ伝えるように、それでいて安心感のある声かけをしていきましょう。

救急外来や帰宅後の疼痛のケアと指導

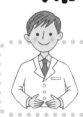

疼痛は人間から生活力や気力を奪います。主に身体的な痛みである急性疼痛や慢性疼痛をいかにコントロールするかが重要です。

アセスメントのポイント

疼痛に関するアセスメントのポイントを以下に示します。

❶どのような痛みなのかの把握

痛みの部位、痛みの程度、性質、放散痛の有無、発症状況、持続時間、いつから始まったのか、などを確認する。痛みの程度の確認には、NRSやVRS、FPSといった方法がある。

❷バイタルサインの測定・観察、評価

自分で血圧や脈を記録している患者ならば、日常生活での値と比較しよう。バイタルサインの変動が±20%以上である場合は要注意。比較する数値がなかったとしても、心拍数が90以上、収縮期血圧が80以下や180以上など正常値から外れているときは、継続的なモニタリングと疼痛コントロールなどの介入を考える。また、痛みが強くて叫んでいる、不穏になっている、冷や汗をかいているなどの身体状況もあわせて観察することが重要。

❸疼痛へのアプローチ

かつて救急外来では診断がつく前に疼痛をコントロールすると病態がわからなくなる、と考えられていました。しかし、現在は積極的に疼痛管理するように変わってきています。大動脈解離やくも膜出血など、疼痛が血圧上昇を引き起こして生命が危ういときは、疼痛コントロールや血圧コントロールが必要。

▼疼痛に対する看護介入

看護介入	対象となる疼痛の原因
安静、安楽	骨折や脱臼、腰痛の場合には、安静、安楽にすると疼痛が落ち着く。
温冷罨法	腹痛を訴える場合には温罨法（おんあんぽう）がよい。頭痛や骨折、局所の腫張が見られる場合には冷罨法（れいあんぽう）で痛みが紛れることがある。
気分転換、心理援助	付き添いの方と話してもらう、手を握りながら傾聴する、痛いところをさするなどにより、軽い痛みに対処することができる。
情報提供	痛みの原因がわかった場合には、その原因や性質を説明して、どのようにすれば回避できるのかを伝えると、不安が薄れて疼痛に耐えられる。
鎮痛剤	救急外来ではすぐに使用することが多い。いつ、どのくらい鎮痛剤を使用して、そののちに疼痛の軽減がどのくらいあったかを確認する。また来院前に自分で市販薬などを内服していないかの確認も必要。

●意思疎通が難しい患者の疼痛評価と介入

　認知症高齢者や聴覚障害、小児の場合には、本人から明確な痛みの訴えを聴取することが困難です。

　認知症高齢者の場合、痛みによって不穏やせん妄が誘発されたり精神的に興奮することがあります。認知症高齢者が泣き叫ぶときは、痛みの訴えであることが多く、看過できません。表情の変化や労作時の四肢のかばい方や動作速度を見極める必要があります。

　聴覚障害者の場合には、手話やジェスチャー、筆談で痛みの程度を確認していきます。時間はかかりますが、患者さんも痛みをとってほしいためにわかってもらおうと必死です。意思疎通のとりやすい手段を選択します。

　小児は、成長発達のレベルによって認識の仕方や訴え方に大きな差が出ます。例えば、頭が痛くてもお腹が痛いと伝えたり、ヤダヤダ！　という状態になってしまって興奮している、などです。また、病院や医療者への恐怖があり、痛くても我慢して平気を装うときもあります。そのため、保護者からふだんの様子をしっかりと聞きとります。

　疼痛を伴う処置や検査をするときに、薬物を使わずに介入できる方法として**プレパレーション**や**ディストラクション**があります。プレパレーションは、実際に行う処置を人形や絵本で説明し、理解して受け入れてもらう方法です。ディストラクションは気を紛らす方法であり、お気に入りのおもちゃで遊ばせたり、好きな音楽や動画を見せたりするうちに処置を完了するというものです。

疼痛のコントロールと再受診のタイミング

　患者が帰宅するときに、不安に思うのは「また痛みが出てきたらどうしよう」ということです。私が実践しているのは、鎮痛剤の効果が切れるおおよそのタイミングを伝えるという方法です。

　また、鎮痛剤を処方されたときには、痛みを感じてから飲むのでは遅いことがあると伝えています。痛みを感じそうだと思ったら早めに内服したり、移動や仕事がある場合には直前ではなく1〜2時間程度前には内服して、予防的に鎮痛を試みることを伝えています。

　また、どのような痛みなら再受診をすべきかをお伝えしています。鎮痛剤でもコントロールできない、あるいは我慢ができない痛みがある場合にはすぐに受診するように伝えています。また、慢性疾患の痛みやがん性疼痛は救急外来では姑息的な対応になってしまうことが多く、痛みを完全にゼロにすることも難しいのです。その際には、救急外来でも対応はできるけれども、根本的には専門外来やかかりつけ病院につなげられるように案内します。

　強い痛みを訴える患者や、疼痛で気を失ったり悶絶する患者に「この程度の痛みで騒いで情けない」という患者の主観的評価を無視した偏見は持っていませんか？　その人の痛みのレベルが10ならば、それは10であり、それを医療者は理解し介入する必要があります。痛いのは患者本人であることを忘れずに、疼痛レベルを軽減できる方法を探します。

ベテランナース

腹痛を訴える患者さんへの鎮痛剤の投与

腹痛を訴える患者さんに鎮痛剤を投与してしまうと、身体所見の変化があるのでは？　という考え方がいまでもあります。実際には、鎮痛剤を投与しても、手術となるべき患者さんの手術開始の判断が遅れることはないという報告もあります。ですので、痛みで患者さんが苦しまないように、鎮痛剤を適切なタイミングで投与するようにしましょう。

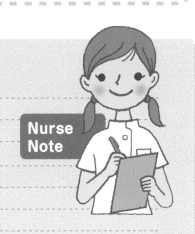

主張なき痛みの訴え

痛みに強い耐性を持つ属性があります。高齢者、女性、糖尿病患者は痛みに対しての閾値(いきち)が高いといわれています。また、日本人は我慢を美徳としているため、痛くても助けを求めない患者さんも少なくありません。そうした主張なき痛みの訴えを、バイタルサインや生活状況から把握したうえで、介入を一緒に考えるというのはとても大事です。

Nurse Note

---

column

患者の安心・安楽を守る

　救急外来で鎮痛剤や鎮静剤を使用した場合、帰宅するときに注意すべきことがあります。それは薬剤の効果が実は遷延し、帰宅してから薬剤の効果が再度発現する可能性についてです。

　院内にいるうちは医療者が注意を払っていますが、本当に危ないのは病院から離れたときです。特に帰宅してから車の運転や、刃物や火を使う家事、安全管理の必要な仕事に従事する患者には、ゆっくり休んでもらうよう本人にも家族にも強調して説明しています。

　たんに疼痛コントロールの説明だけではなく、使った薬との付き合い方の説明も重要です。看護師の仕事は救急外来の中だけではなく、日常生活に戻ったあとの患者の安心・安楽を守ることにもあると考えましょう。

MEMO

chapter 7

緊急薬剤使用の基礎

....

時間的に余裕のない緊急時であっても
冷静な対応ができるように、知っておくと便利な薬剤の特徴や
アセスメントのポイントを本チャプターで紹介します。

緊急薬剤の副作用、アレルギー

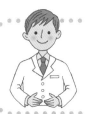

緊急で使用する薬剤であっても、副作用やアレルギー反応が生じる可能性があることを意識しなければなりません。緊急時であっても、副作用やアレルギー、併用薬の禁忌に関して服用前の確認に努めます。

✚ アセスメントのポイント

緊急薬剤の中には、呼吸や循環に直接作用する薬剤も多く、安易な中止は危険を伴います。副作用やアレルギーが疑われる場合には、まずは気道（Airway）、呼吸（Breathing）、循環（Circulation）を確認し、救命処置の必要性を評価したのち、薬剤の中止や変更に関して検討を行います。

トラブルを未然に防ぐための事前確認、副作用やアレルギーの見極め、副作用やアレルギー反応が疑われる場合の対応を以下に整理します。

● 使用前の事前確認

お薬手帳や診療録の確認、患者本人や家族からの聴取を行い、副作用やアレルギー、併用薬の禁忌を確認します。該当するものがある場合、ただちに医師に報告し、治療方針を確認します。

● 副作用やアレルギー反応が疑われる場合の評価

副作用やアレルギー反応を見分けるうえで、患者の訴えに耳を傾けることは非常に重要です。また、早期に異常を発見するためには、呼吸の様子や脈拍、意識の状態など、生理的徴候の確認は欠かせません。疑わしい症状が認められる場合には、ただちに医師に報告し、救命処置の必要性と薬剤の中止や変更に関する検討を行います。

生理的徴候

緊急時でも呼吸の様子や脈拍、意識の状態などの生理的徴候を素早く観察できるよう、トレーニングをしておくことが重要ですね。副作用やアレルギー反応かどうかを見極めるためにも、それぞれの薬剤の特徴を理解しておくことが大切です。

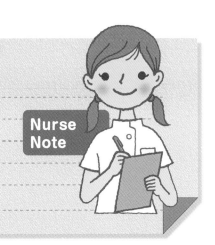

Nurse Note

副作用、アレルギー反応が疑われる場合の対応

```
副作用やアレルギー反応を疑う訴えや徴候あり
                    ↓
・ただちに医師へ報告、他の医療従事者とも
  情報共有
・Airway（気道）、Breathing（呼吸）、
  Circulation（循環）を確認
                    ↓ 異常あり
・気道確保、酸素投与などの救命処置
・薬剤の中止や変更、他剤の投与
```

```
        ABCの再評価
            ↓ 異常なし
・訴えや症状の程度の詳細な評価
・薬剤の継続、中止、変更、他剤の投与
            ↓
         観察継続
```

※アナフィラキシーショックについては、
　ショックの項（➡P.68）を参照。

▼代表的な緊急薬剤の副作用

使用する薬剤	主な症状と副作用	
アドレナリン	主な症状	：頭痛、めまい、嘔気・嘔吐、動悸、呼吸困難感、体熱感
	生理的徴候	：脈拍増加、血圧上昇、呼吸数増加、体温上昇、発汗過多、振戦、皮膚紅潮・蒼白
	重大な副作用	：肺水腫、ショック、心室性不整脈、心停止
アトロピン （抗コリン薬）	主な症状	：口渇、頭痛、嘔気・嘔吐、動悸、皮膚紅潮、発疹
	生理的徴候	：散瞳、唾液分泌の減少、腹部蠕動音の低下
	重大な副作用	：ショック、アナフィラキシーなど
ニトログリセリン	主な症状	：頭痛、嘔気・嘔吐、動悸、皮膚紅潮、発疹
	生理的徴候	：血圧低下、脈拍増加
	重大な副作用	：ショック、アナフィラキシーなど
ベラパミル （Ca拮抗薬）	主な症状	：口渇、嘔気・嘔吐、頭痛
	生理的徴候	：血圧低下、脈拍増加
	重大な副作用	：肺水腫、ショック、高度徐脈、房室ブロック、心停止など
ニカルジピン （Ca拮抗薬）	主な症状	：頭痛、嘔気・嘔吐、動悸、皮膚紅潮、発疹
	生理的徴候	：血圧低下、脈拍増加
	重大な副作用	：肺水腫、ショック、低酸素血症など
ジアゼパム （ベンゾジアゼピン 系抗不安薬）	主な症状	：眠気、頭痛、めまい、嘔気・嘔吐、発疹など
	生理的徴候	：呼吸数低下、血圧低下、脈拍増加
	重大な副作用	：上気道閉塞、呼吸停止、ショック様症状など

※各薬剤の適応や禁忌、相互作用などに関しては、個別に薬剤情報を参照のこと。

鎮静薬、鎮痛薬、筋弛緩薬

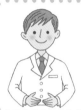 **鎮静薬**や**鎮痛薬**は、救急での様々な処置を行う場合に、痛みや不安をコントロールするために用いられます。また、**筋弛緩薬**は、気管挿管や全身麻酔を行う際に使用されます。治療を安全かつ効率的に行うために、事前の評価項目と準備物品、各薬剤の特徴、モニタリングのポイントを理解しておきます。

 ## アセスメントのポイント

　鎮静薬、鎮痛薬などに関するアセスメントのポイントを以下に示します。

● **事前の評価項目と準備物品**
・評価項目：

☐ アレルギー情報、併存疾患/既往歴、服薬歴の確認、最終飲食時刻とその内容、過去の手術歴と鎮痛鎮静薬の使用の状況、取り外しできる歯の有無
☐ 身長/体重
☐ バイタルサイン
☐ 痛みの強さの評価（鎮痛薬の使用を考慮する場合）

・準備するもの：

☐ 各種モニター（心電図、血圧、脈拍、SpO_2モニター、$EtCO_2$モニター）
☐ 酸素
☐ 吸引
☐ 鎮痛薬・鎮静薬・筋弛緩薬と緊急時に使用する薬剤
☐ 輸液セット（経静脈的に薬剤の投与を行う場合）
☐ シリンジポンプや輸液ポンプ（持続投与の際に使用）
☐ 気管挿管を行う際に使用する物品

● **指示内容の確認とモニタリングの計画、使用する薬剤の特徴の把握**

☐ 指示内容の確認（薬の種類、投与経路、投与量・投与速度）
☐ 患者観察やモニタリングの頻度・間隔の確認
☐ 使用する薬剤の特徴の把握
　持続投与を行う場合は、投与速度の変動や配合変化を避けるため、できるだけ単独での投与を心がける。麻薬系鎮痛薬を使用する場合は、使用後のアンプルと使用せずに残った薬液の保存が必要。

● **モニタリングと薬剤使用後の評価**
　薬剤の投与開始後は、定期的なバイタルサインの確認が必要です。もし、患者の様子やバイタルサインに変化を認めたら、速やかに医師に報告します。
　また、鎮痛薬や鎮静薬を用いる場合には、十分な鎮痛効果が得られているか、過度な鎮静がないか、鎮痛・鎮静スケールで評価します。
　薬剤の投与が終了しても、患者観察とモニタリングは必要です。終了後のモニタリングの頻度や間隔に関して、忘れずに医師に確認します。

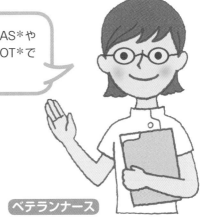

痛みの強さの評価は、自己申告ができる場合はVAS＊や
NRS＊、自己申告ができない場合はBPS＊やCPOT＊で
行うことが推奨されています。

ベテランナース

疼痛・鎮静のスケールと主な薬剤

　NRSは、痛みがない状態を0、想像できる最大の痛みを10として、0から10までの11段階で患者さん自身が現在の痛みの程度を評価するスケールです。なお、自己申告ができない場合はBPSで行うことが推奨されています。

▼疼痛スケール（BPS）

項目	内容	スコア
表情	穏やかな 一部硬い（例えば、まゆが下がっている） まったく硬い（例えば、まぶたが閉じている） しかめ面	1 2 3 4
上肢の動き	まったく動かない 一部曲げている 指を曲げて完全に曲げている ずっと引っ込めている	1 2 3 4
人工呼吸器との同調性	同調している 時に咳嗽、大部分は呼吸器に同調している 呼吸器とファイティング 呼吸器の調整がきかない	1 2 3 4

出典：「日本版・集中治療室における成人重症患者に対する痛み・不穏・せん妄管理のための臨床ガイドライン」
　日本集中治療医学会JPADガイドライン作成委員会、日集中医誌、2014,21,539-579。

　また、鎮静の深さに関しては、RASS＊やSAS＊で評価を行います（次表）。

＊VAS　Visual Analog Scaleの略。
＊NRS　Numeric Rating Scaleの略。
＊BPS　Behavioral Pain Scaleの略。
＊CPOT　Critical-care Pain Observation Toolの略。
＊RASS　Richmond Agitation-Sedation Scaleの略。
＊SAS　Sedation-Agitation Scaleの略。

▼鎮静スケール (RASS)

スコア	用語	説明	
+4	好戦的な	明らかに好戦的な、暴力的な、スタッフに対する差し迫った危険。	
+3	非常に興奮した	チューブ類またはカテーテル類を自己抜去：攻撃的な。	
+2	興奮した	頻繁な非意図的な運動、人工呼吸器ファイティング。	
+1	落ち着きのない	不安で絶えずそわそわしている。しかし動きは攻撃的でも活発でもない。	
0	意識清明な落ち着いている		
−1	傾眠状態	完全に清明ではないが、呼びかけに10秒以上の開眼およびアイ・コンタクトで応答する。	呼びかけ刺激
−2	軽い鎮静状態	呼びかけに10秒未満のアイ・コンタクトで応答。	呼びかけ刺激
−3	中等度鎮静	状態呼びかけに動きまたは開眼で応答するがアイ・コンタクトなし。	呼びかけ刺激
−4	深い鎮静状態	呼びかけに無反応。しかし、身体刺激で動きまたは開眼。	身体刺激
−5	昏睡	呼びかけにも身体刺激にも無反応。	身体刺激

出典：「人工呼吸中の鎮静のためのガイドライン」日本呼吸療法医学会、人工呼吸中の鎮静ガイドライン作成委員会、妙中信之他、人工呼吸 2007; 24:146-167.

▼代表的な鎮静薬 (注射薬) の種類と特徴

一般名 (商品名)	作用発現時間	作用持続時間	特徴や副作用
ミダゾラム (ドルミカム®)	0.5〜5分	2時間未満	・血圧低下は比較的軽度。 ・18〜72時間以上の持続投与で鎮静効果が遷延する場合あり。 ・呼吸抑制の可能性あり。 ・フルマゼニル (アネキセート®) で拮抗できるが、再鎮静に注意が必要。
プロポフォール (ディプリバン®)	1〜2分	10〜15分	・鎮静作用が遷延（せんえん）しにくい。 ・鎮痛作用はない。 ・脂肪製剤のため12時間ごとに交換が必要。 ・副作用として、血圧低下、徐脈、呼吸抑制、血管痛、プロポフォール症候群＊。 ・小児の人工呼吸中の鎮静には禁忌[大楠6]。
ケタミン塩酸塩 (ケタラール®)	30秒〜1分	5〜10分	・鎮静作用と鎮痛作用ともにあり。 ・呼吸抑制をきたしにくい。 ・副作用として、血圧上昇、脈拍増加、脳圧上昇、悪心・嘔吐、唾液分泌増加。 ・成人では悪夢を見る可能性がある。 ・2007年より麻薬に指定。

＊ **プロポフォール症候群** プロポフォールの投与下で、横紋筋融解症、代謝性アシドーシス、急性腎障害、脂質異常症などを発症する病態のこと。

▼代表的な鎮痛薬（注射薬）の種類と特徴

一般名 （商品名）	作用発現 時間	作用持続 時間	特徴や副作用
アセトアミノフェン （アセリオ®）	15分	6時間	・15分かけて点滴静注。 ・過度の体温下降、虚脱、四肢冷却などの発現に特に留意する。 ・副作用として、アナフィラキシーや喘息発作、中毒性薬疹、肝障害、顆粒球減少症などあり。
フェンタニルクエン酸塩 （フェンタニル）	投与後ただちに	30〜45分	・強力な鎮痛作用を有する（モルヒネの50〜100倍）。 ・血圧低下は少ない。 ・呼吸抑制あり（用量依存性）。 ・ナロキソンで拮抗可能。 ・副作用として、悪心・嘔吐、意識障害、けいれん。 ・けいれん・喘息患者には禁忌。

▼代表的な筋弛緩薬の種類と特徴

一般名 （商品名）	作用発現 時間	作用持続 時間	特徴や副作用
ロクロニウム （エスラックス®）	1〜1.5分	20〜90分	・他剤と比較して作用発現が早い。 ・肝不全では効果が遷延する場合あり。 ・スガマデクス（ブリディオン®）で拮抗可能。 ・副作用として、アナフィラキシー、喘息発作、遷延性呼吸抑制、横紋筋融解症、注入時の疼痛。

薬剤の使用

薬剤の使用に際しては、治療が安全に行えるよう、事前の評価をきっちり行い、急変した場合にも備えて、しっかりと準備を行うことが大切です。薬剤の種類によっては、投与が終了しても、鎮静作用など効果が遷延する可能性があります。投与終了後の観察やモニタリングに関して、必ず医師と相談します。アレルギーに関しては与薬をする際に毎回毎回確認していくことが必要です。最終与薬をした人が責任を問われるので、しっかりと確認するようにしましょう。

Nurse Note

輸液、カリウム製剤など

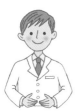

救急の現場で輸液を実施する機会は非常に多く、患者間違いや誤投薬を防ぐためにも、患者情報（氏名、生年月日）、注射指示内容（製剤、投与量、投与経路、投与速度）の確認が重要です。特にカリウム製剤は、急速投与や過量投与によって、徐脈や心停止をきたす可能性があります。使用に際しては、2人以上で確認することを原則として、除細動器を近くに配置するなど、急変時の対応も怠らないようにします。

輸液を実施する際のポイント

輸液、**カリウム製剤**などを使用する場合のポイントを以下に示します。

●輸液開始前

患者情報、アレルギー情報、併存疾患、過去の点滴実施時の状況、中心静脈ポートや透析シャントの有無の確認を行います。

❶輸液開始前に、患者情報（氏名、生年月日）、アレルギー情報、併存疾患などに関して確認する。その際、過去の点滴実施時の状況、中心静脈ポートや透析シャントの有無も確認しておくとよい。

❷心不全や腎機能障害、糖尿病など併存疾患の状況によっては、輸液を行うことで、かえって病態が悪化してしまう可能性もある。併存疾患がある場合、患者観察のポイントを事前に医師に確認しておく。

●輸液開始時

安静と点滴実施環境の確保、注射指示内容（製剤、投与量、投与経路、投与速度）やバイタルサインの確認、投与経路の確保を行います。

❶患者の安静を確保し、十分な観察とモニタリングを実施できる環境を整える。

❷注射指示内容（製剤、投与量、投与経路、投与速度）とバイタルサインの確認を行う。

❸観察のポイントを明確にするためにも、各製剤の特徴を理解しておくことが重要。特にカリウム製剤には、急激な血清カリウム濃度の上昇による徐脈や心停止を予防するため、濃度や投与速度に上限があるので注意が必要。

❹短時間に大量の輸液を行う場合には、末梢静脈を第一選択として、可能な限り太い口径のカテーテルを、複数箇所に留置することも考慮しなければならない。末梢静脈の確保が難しい場合、骨髄輸液など他の選択肢について検討を行うことも重要。

●輸液開始後

生理的徴候の観察、バイタルサインの測定・評価をしつつ、流量調整が指示どおり実施できているか、刺入部に異常がないかの確認をします。

早期に異常を発見するうえで、良好なコミュニケーションは欠かせません。声かけは、緊張や不安を和らげ、自律的な行動をサポートするのに役立ちます。

ベテランナース

▼救急外来で使用されることの多い輸液や電解質製剤の種類と特徴

輸液・製剤	使用の目的と主な特徴
生理食塩水 乳酸リンゲル液 酢酸リンゲル液 （細胞外液）	・脱水（経口摂取が困難な場合）、出血、アナフィラキシー、熱傷、各種ショックなど、高度の循環血漿量減少時に使用。 ・Na含有量が多いため、心不全や腎不全、肝不全で使用する場合には注意が必要。
1号液 （開始液）	・軽度から中等度の循環血漿量の減少を伴う場合に使用。 ・細胞外だけでなく、一部は細胞内にも分布。 ・K（カリウム）を含まないため、腎不全や高K血症でも使用可能。
3号液 （維持輸液）	・細胞内と細胞外の体液バランスを維持する目的で使用。 ・循環血漿量の減少はないが、経口摂取が困難な場合。 ・Kを含有するため、腎不全では注意が必要。
5％ブドウ糖液	・高Na血症時や細胞内液の不足が疑われる場合に使用。 ・脳浮腫や高血糖時の使用には注意が必要。
カリウム製剤	・低K血症の補正、インスリン静注時の血清Kの維持に使用。 ・Kイオン濃度として40mEq/L以下に希釈、十分な混和が必要。 ・投与速度はKイオンとして20mEq/hr以下で使用。 　急速投与や過量投与によって、徐脈や心停止をきたす場合があり注意が必要。 ・必ず、輸液ポンプなどを使用して過量投与にならないようにすること。

輸液

輸液は救急の現場で行うことの多い処置の1つです。患者間違いや誤投薬を防ぐためにも、患者情報（氏名、生年月日）、注射指示内容（製剤、投与量、投与経路、投与速度）の確認をしっかり行います。アセスメントのポイントを明確にするためにも、輸液の目的や使用する製剤の特徴をしっかり理解しておくことが大切ですね。

Nurse
Note

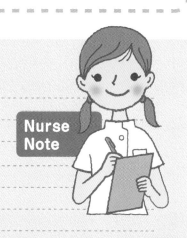

抗生物質

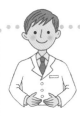

抗生物質を使用する場合にも、まずは現在の投薬内容、副作用・アレルギー情報、併用薬の禁忌に関する確認を行うことが重要です。過去に異常がなかったからといって、副作用やアレルギー反応が生じないとは限りません。いつでも対応できるよう準備を行い、投与開始から終了までの間、患者の訴えや生理的徴候をしっかりと観察するようにします。

✚ アセスメントのポイント

抗生物質を使用する際のアセスメントのポイントを以下に示します。

● **副作用・アレルギー情報、併用薬の禁忌に関する事前確認**

お薬手帳や既往症、副作用・アレルギー情報、併用薬の禁忌に該当するものがないかを確認します。該当するものがある場合には、ただちに担当医師に報告し、治療方針の確認を行います。

● **用量や用法、投与経路、投与速度、投与順序の確認**

緊急で抗生物質を使用する場合でも、必ず使用する薬剤の用量や用法（内服、注射）、投与経路（静脈投与、中心静脈投与、筋肉内注射）や投与速度、投与順序の確認を行い、不明な点があれば、投与前に医師に確認します。

● **薬剤投与前、投与中、投与後のバイタルサインの測定・観察、評価**

❶薬剤の投与開始から投与終了までしっかりと観察できるよう準備を行う。

❷アナフィラキシーを含め、アレルギー反応を早期に発見するためには、呼吸の様子や脈拍、意識の状態など生理的徴候の確認が欠かせない。特に、投与開始直後は、患者の訴えや生理的徴候の変化に十分に注意する。

❸投与が終了しても、蕁麻疹など局所的なアレルギー反応の出現に注意する。

心停止

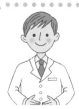

心停止には、心静止 (asystole)、無脈性電気活動 (PEA＊)、心室細動 (VF＊)、無脈性心室頻拍 (pulseless VT) の4つ病態が含まれます。心停止であっても、診療の流れと使用する薬剤の種類・特徴を理解しておけば、落ち着いて対応することができます。

薬剤を使用する際のポイント

心停止に対して薬剤を使用する際のポイントを以下に示します。

●薬剤投与前：アルゴリズムの確認、役割の明確化

心停止ではアルゴリズムに従い、必要な処置が行われます。使用する可能性のある薬剤の種類や規格、使用量、投与方法を事前に確認しておきます。蘇生処置を開始する前に、チーム内での役割を明確にしておくことも重要です。

●薬物投与時：薬剤名と投与量の確認、投与時間の記録

心肺蘇生で使用される薬剤を次ページの表に示します。薬剤を投与する場合には、ルートトラブルがないことを確認し、薬剤名と投与量を声に出してチームで共有します。薬剤を投与した時間を記録することも忘れないようにします。

●薬物投与後：次に使用する薬剤の準備、胸骨圧迫の評価

次に使用される可能性が高い薬剤をイメージし、必要な場合に速やかに投与が行えるよう準備を整えておきます。心肺蘇生で最も重要なことは、質の高い胸骨圧迫の継続です。胸骨圧迫がしっかりと行えているかどうか、空いた時間に確認を行います。

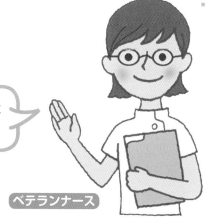

スキルアップのため、救命処置のセミナーや講習会に参加すると効果的です。

ベテランナース

＊ **PEA** Pulseless Electrical Activityの略。
＊ **VF** Ventricular Fibrillationの略。

▼心停止の場合に使用する薬剤の種類と特徴

一般名（商品名）	規格	投与方法
アドレナリン（ボスミン®）	1アンプル中 1mg/1mL	・心停止時に使用 通常、1回1mg＝1mLを静脈内（あるいは骨髄内）投与し、3〜5分間隔で追加投与する。
（アドレナリン注0.1%シリンジ「テルモ」）	1シリンジ中 1mg/1mL	
アミオダロン塩酸塩（アンカロン®）	1アンプル中 150mg/3mL	・難治性VT/VFの際に使用 300mg＝6mL（2アンプル）を5%ブドウ糖20mL（合計26mL）に加え、静脈内（あるいは骨髄内）投与。 不整脈が持続する場合は、150mg＝3mL（1アンプル）を5%ブドウ糖10mL（合計13mL）に加え、追加投与が可能。
リドカイン（静注用キシロカイン®2%）	1アンプル中 100mg/5mL	・難治性VT/VFの際に使用※ 1〜1.5mg/kgを1〜2分間で緩徐に静脈内（あるいは骨髄内）投与。 ※アミオダロン塩酸塩が使用できない場合に使用する場合がある。
（リドカイン静注用2%シリンジ「テルモ」）	1シリンジ中 100mg/5mL	
ニフェカラント（シンビット®）	1バイアル中 50mg	・難治性VT/VFの際に使用※ 生理食塩液または5%ブドウ糖注射液で溶解し、0.3mg/kgを5分間かけて静脈内（あるいは骨髄内）投与。 ※アミオダロン塩酸塩が使用できない場合に使用する場合がある。

副作用やアレルギー

副作用やアレルギーを事前に確認することは重要ですが、確認したからといって、安心しないことが大切です。緊急の場合でも落ち着いて、素早い対応ができるよう、しっかりと準備を整えておくことも重要です。

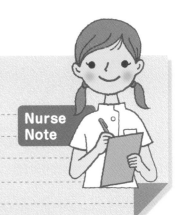

Nurse
Note

▼医療用BLS（一次救命処置）アルゴリズム

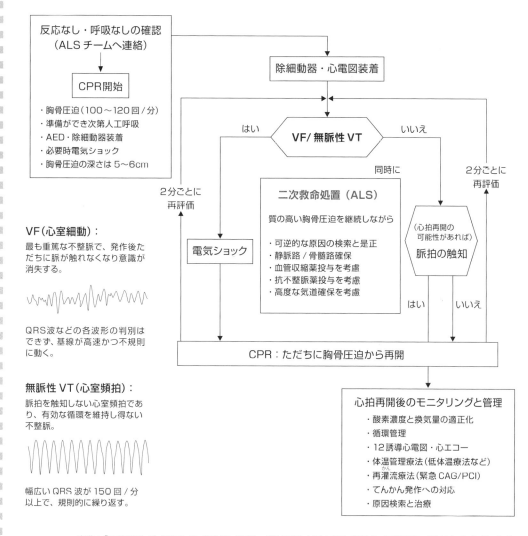

反応なし・呼吸なしの確認
（ALSチームへ連絡）

CPR開始

・胸骨圧迫（100〜120回/分）
・準備ができ次第人工呼吸
・AED・除細動器装着
・必要時電気ショック
・胸骨圧迫の深さは5〜6cm

除細動器・心電図装着

VF/無脈性VT

はい　　　いいえ

2分ごとに
再評価

同時に　　　2分ごとに
　　　　　　再評価

二次救命処置（ALS）

質の高い胸骨圧迫を継続しながら

・可逆的な原因の検索と是正
・静脈路/骨髄路確保
・血管収縮薬投与を考慮
・抗不整脈薬投与を考慮
・高度な気道確保を考慮

電気ショック

（心拍再開の
可能性があれば）
脈拍の触知

はい　　　いいえ

CPR：ただちに胸骨圧迫から再開

心拍再開後のモニタリングと管理

・酸素濃度と換気量の適正化
・循環管理
・12誘導心電図・心エコー
・体温管理療法（低体温療法など）
・再灌流療法（緊急CAG/PCI）
・てんかん発作への対応
・原因検索と治療

VF（心室細動）：
最も重篤な不整脈で、発作後ただちに脈が触れなくなり意識が消失する。

QRS波などの各波形の判別はできず、基線が高速かつ不規則に動く。

無脈性VT（心室頻拍）：
脈拍を触知しない心室頻拍であり、有効な循環を維持し得ない不整脈。

幅広いQRS波が150回/分以上で、規則的に繰り返す。

出典：『JRC蘇生ガイドライン2015』、監修 一般社団法人日本蘇生協議会、医学書院、2016年を参考に作成

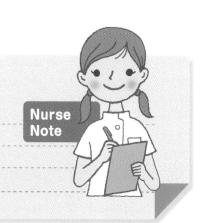

心停止であっても

心肺蘇生に使用する薬剤の種類や特徴、薬剤が保管・配置されている場所を確認しておくことも大切です。

Nurse
Note

頻脈時の薬剤

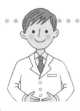

頻拍（頻脈）は1分間に100回以上の心拍と定義されます。「抗不整脈薬による治療」および「頻脈時に薬剤を使用する場合のアセスメントのポイント」を理解しましょう。

抗不整脈薬による治療

頻拍症が高度（一般に150回/分以上）となり、頻拍が原因で、意識レベルや呼吸状態、循環動態の悪化を認める場合には、速やかな同期カルディオバージョンが必要です。血行動態が保持されている場合には、不整脈のタイプに応じた抗不整脈薬による治療を行います。

アセスメントのポイント

頻脈時に薬剤を使用する場合のアセスメントのポイントを以下に示します。

- **投与開始前：患者情報、アレルギー情報、併存疾患、服薬歴の確認**

  患者情報、アレルギー情報、心疾患や甲状腺疾患の既往、心拍数に影響を与える薬剤（β遮断薬やジギタリス製剤など）の服用を確認します。

  安定して観察を行える環境を整えたら、12誘導心電図を実施します。

  急変時に備えて、救急カートや除細動器も必ず準備します。

- **投与開始時：注射指示内容（製剤、投与量、投与経路、投与速度）の確認**

  薬剤の種類、投与量、投与経路、投与速度を確認します。

  昇圧薬やカリウム製剤などと併用する場合には、別ルートから投与を行います。

- **投与開始後：バイタルサインの測定、評価**

  抗不整脈薬（特にⅠa群、Ⅲ群）による多形性心室頻拍（Torsades de Pointes：TdP）や、心房細動治療後の脳梗塞など、異常を早期に発見するためにも、身体徴候やバイタルサイン、心電図のモニタリングを怠らないようにします。

▼多形性心室頻拍（TdP＊）

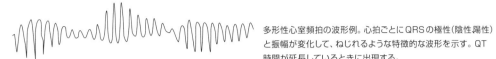

多形性心室頻拍の波形例。心拍ごとにQRSの極性（陰性陽性）と振幅が変化して、ねじれるような特徴的な波形を示す。QT時間が延長しているときに出現する。

▼頻脈時のアルゴリズム

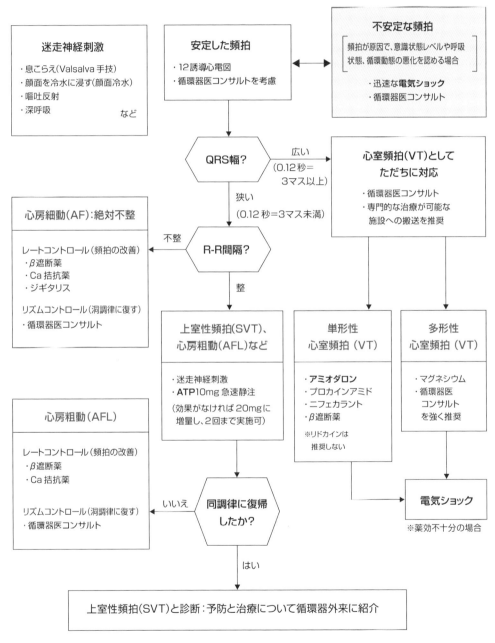

出典：『JRC蘇生ガイドライン2015』、監修 一般社団法人日本蘇生協議会、医学書院、2016年を参考に作成

＊TdP　Torsades de Pointesの略。

▼頻拍時に使用される代表的な薬剤 (注射薬)

一般名 （商品名）	分類もしくは 作用機序	投与量・投与方法＊	副作用
プロカインアミド 塩酸塩 （アミサリン®）	Ⅰa群 Naチャネル抑制（膜安定化作用）	0.2〜1g（2〜10mL）を1分間に50〜100mg（0.5〜1mL）の速度で静注（注入総量1000mg（10mL）まで）	QT延長、QRS幅拡大 SLE様症状、顆粒球減少、肝障害、血圧低下
ジソピラミドリン 酸塩 （リスモダン®P）	活動電位持続 時間延長	50〜100mg（1〜2mg/kg）を5%ブドウ糖液などに溶解し、5分以上かけ緩徐に静注	QT延長、QRS幅拡大、血圧低下 抗コリン作用（口渇、尿閉、排尿困難）、低血糖
リドカイン （静注用キシロカイン®2%）	Ⅰb群 Naチャネル抑制（膜安定化作用） 活動電位持続 時間短縮	1回50〜100mg（2.5〜5mL）を1〜2分間で緩徐に静注（1時間内の基準最高投与量は300mg）	過量投与でQRS幅拡大 ショック、嘔吐、けいれん、興奮、悪性高熱
フレカイニド酢酸 塩 （タンボコール®）	Ⅰc群 Naチャネル抑制（膜安定化作用） 活動電位持続 時間不変	1回0.1〜0.2mL/kgを5%ブドウ糖液で希釈し、10分間かけて緩徐に静注	QRS幅拡大 めまい、耳鳴、羞明、霧視、下痢
ランジオロール塩 酸塩 （オノアクト®）	Ⅱ群 短時間作用型 β1選択的遮断 剤	1μg/kg/minで持続静注開始、1〜10μg/kg/minの用量で適宜調節	徐脈、血圧低下、ショック、心不全、気管支喘息
アミオダロン塩酸 塩 （アンカロン®）	Ⅲ群 Kチャネル抑制 活動電位持続 時間延長	初期：125mg（2.5mL）を5%ブドウ糖液100mLに加え、600mL/hrで10分間投与 負荷：750mg（15mL）を5%ブドウ糖液500mLに加え、33mL/hrで6時間投与 維持：750mg（15mL）を5%ブドウ糖液500mLに加え、17mL/hrで合計42時間投与	QT延長（TdPは少ない）、徐脈 肺線維症、甲状腺機能異常、角膜色素沈着、血圧低下、肝障害、静脈炎
ニフェカラント塩 酸塩 （シンビット®）		単回：1回0.3mg/kgを5分間かけて静注 維持：0.4mg/kg/hrを持続静注	QT延長 口渇、ほてり、頭重感

(続き)

一般名 (商品名)	分類もしくは 作用機序	投与量・投与方法*	副作用
ベラパミル塩酸塩 (ワソラン®)	Ⅳ群 Caイオン拮抗 作用	1回5mgを生理食塩水または 5%ブドウ糖液で希釈し、5分 以上かけて徐々に静注	徐脈、血圧低下 便秘、頭痛、顔面のほてり ※WPW症候群に伴うAFL、AFでは 禁忌
ジルチアゼム塩酸 塩 (ヘルベッサー®)		1回10mgを5mL以上の生理 食塩液または5%ブドウ糖液 に加え、約3分間で緩徐に静 注 ※持続静注も可	徐脈、血圧低下 消化器症状、ほてり、うっ血性心不全 ※WPW症候群に伴うAFL、AFでは 禁忌
アデノシン三リン 酸 (ATP) 二ナト リウム水和物 (ア デホス-Lコーワ)	洞房結節、房室 結節の抑制	1回10mgを1～2秒で急速静 注	頭痛、顔面紅潮、悪心・嘔吐、気管支攣 縮、ショック様症状
ジゴキシン (ジゴシン®)	洞房結節、房室 結節の抑制 心筋収縮力増 加	1回0.25mgを2時間ごとに 静注 (増量1mgまで)	ジギタリス中毒 非閉塞性腸間膜虚血 ※WPW症候群に伴うAFL、AFでは 禁忌
マグネシウム製剤 (静注用マグネ ゾール®)	骨格筋弛緩作 用 膜安定化作用 やCaイオン拮 抗作用	1回2g (20mL) を緩徐に静注	マグネシウム中毒 (眼瞼下垂、筋緊張 低下、膝蓋腱反射の消失、房室ブロッ ク、伝導障害、呼吸数低下など)、悪心・ 嘔吐

＊**投与量・投与方法**　詳細は各薬剤の添付文書を参照。

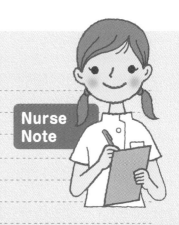

不安を軽減するための環境整備

頻拍だからといって、ただちに治療を行うわけでは
ありません。呼吸や循環動態への影響を評価し、原
因に応じた治療目標 (心拍数の調節、洞調律化、基
礎疾患の治療など) の設定と、それに応じた看護計
画の立案が重要です。強い疼痛や不安は、頻拍をよ
り一層悪化させる場合があります。痛みのマネジメ
ントはもちろん、不安を軽減するための環境の整備も大切です。

Nurse Note

昇圧・徐脈時の薬剤

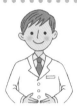

血圧低下や徐脈が原因で、全身機能の低下を認める場合には、昇圧剤や強心薬などの投与が必要となります。どの薬剤を使用するかは、原因となる病態によって異なります。それぞれの薬剤の適応や特徴、注意事項などをしっかりと整理しておきます。

アセスメントのポイント

　昇圧・徐脈時の薬剤を使用する場合のアセスメントのポイントを以下に示します。

●投与開始前：患者情報、アレルギー情報、併存疾患、服薬歴、体重の確認

　患者情報、アレルギー情報、併存疾患や服薬歴を確認します。アドレナリン使用時には、クロルプロマジンなどのα1受容体遮断作用を有する抗精神病薬の服用の有無にも注意します。また、昇圧剤や強心薬は、体重あたりで投与量を決定することが多いため、体重の確認も忘れずに行います。

●投与開始時：注射指示内容（製剤、投与経路、投与速度）とバイタルサインの確認

❶使用する薬剤の種類、投与経路、投与速度とバイタルサインの確認をする。
　緊急時を除き、昇圧剤や強心薬を使用する際には、流量の変動や配合変化を避けるため、輸液ポンプやシリンジポンプを準備し、可能な限り単独での投与を考慮する。
❷投与速度を調整する場合には、"単位"に十分注意する。
　昇圧剤や強心薬を使用する場合、「γ（ガンマ）」という単位が用いられることがある。投与速度の単位が「γ」と「mL/hr」のどちらなのか、必ず医師に確認する。

●投与開始後：バイタルサインの測定、評価、流量調整

　呼吸数、血圧、脈拍、意識レベル、尿量などを持続的にモニタリングします。昇圧・徐脈時の薬剤は、流量がわずかに変化するだけでも、血圧や脈拍が大きく変動します。ルートトラブルには十分に注意します。また、持続静注時に薬剤を交換する場合にも、血圧変動を最小限に抑えられるよう、手際のよい交換を心がけます。

▼昇圧・徐脈時に使用する薬剤の種類とその特徴 ＊

代表的な薬剤	血圧上昇作用	脈拍増加作用	心拍出量増加作用	禁忌や注意事項	よく用いられる状況
アドレナリン （ボスミン®）	◎	○	◎	α1受容体遮断作用を有する抗精神病薬との併用	心停止、気管支攣縮、アナフィラキシー、アトロピンが無効な高度徐脈
ドパミン （イノバン®）	◎	○	○	褐色細胞腫	心原性ショック、出血性ショック
ドブタミン （ドブポン®）	―	◎	◎	閉塞性肥大型心筋症	急性循環不全
ノルアドレナリン （ノルアドレナリン®）	◎	―	△	副作用として徐脈（アトロピンにより回復）	敗血症性ショック 急性低血圧またはショック時の補助治療 敗血症性ショックの際の昇圧剤は、ノルアドレナリンが有効という研究結果がある。ノルアドレナリンを使用する
バソプレシン （ピトレシン®）	◎	―	―	冠動脈硬化症	敗血症性ショック（ノルアドレナリンで効果不十分な場合）
アトロピン （アトロピン硫酸塩®）	―	◎	―	麻痺性イレウス 緑内障	迷走神経性などによる徐脈、房室伝導障害
イソプレナリン （プロタノール®L）	―	◎	◎	閉塞性肥大型心筋症 ジギタリス中毒	アダムス・ストークス症候群（徐脈型）、急性心不全

薬剤の希釈法

　薬剤を希釈して準備をする際に、院内で統一された方法を採用している病院が多いです。標準希釈法にのっとって先輩と確認しながら準備をしましょう。投与にあたっては必ずポンプを使うようにしましょう。

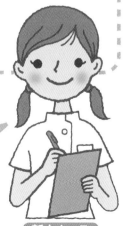

アドレナリンとノルアドレナリン、ドパミンとドブタミンのように、名前の似ている薬剤の取り扱いには特に注意が必要ですね。

新人ナース

＊…**とその特徴**　薬剤情報を参考に著者作成。詳細に関しては、個別に薬剤情報を参照のこと。

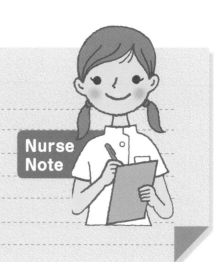

昇圧・徐脈時の薬剤使用

昇圧・徐脈時の薬剤を使用する場合には、医師や他の看護師などと一緒に、複数人で注射指示内容（製剤、投与経路、投与速度など）の確認を行います。投与速度の単位など、指示内容に関してあいまいな点がある場合には、必ず医師に確認することが大切です。

Nurse Note

投与速度「γ（ガンマ）」とは

1「γ（ガンマ）」とは、1「μg/kg/min」のことで、1分間に体重1kgあたり1μgの薬剤が投与されることを意味します。

1μgは1/1000mg、1minは1/60hrであるため、x [γ] を1時間あたりの投与量 [mg/hr] に換算すると、

$$x [γ] = x [μg/kg/min] = x × 0.06 × 体重 [mg/hr]$$

となります。

例えば、体重50kgの人に、5γで薬剤を投与する場合、1時間あたりの投与量は、

$$5 [γ] = 5 [μg/kg/min] = 5 × 0.06 × 50 = 15 [mg/hr]$$

です。

持続静注を行う際には、[mL/hr] で投与量を調整するのが一般的です。投与速度 [mL/hr] は、投与速度 [mg/hr] を、使用する薬剤1mLあたりのミリグラム数で割ると計算できます。

$$投与速度 [ml/hr] = x [γ] × 0.06 × 体重 ÷（薬剤1mLあたりのミリグラム数）$$

したがって、例えば体重50kgの人に、1mLあたり3ミリグラムの薬剤を、5γで投与する場合、その投与速度 [mL/hr] は、

$$5 × 0.06 × 50 ÷ 3 = 5 [mL/hr]$$

と計算されます。

引用・参考文献

【chapter2引用・参考文献】

●引用文献

厚生労働省：医療計画における救急医療提供体制
　　http://www.mhlw.go.jp/shingi/2009/09/dl/s0911-4c_0007.pdfより
日本救急看護学会：救急看護のクリニカルラダー
　　http://jaen.umin.ac.jp/pdf/ENClinicalLadder_201810.pdf
山勢博彰ほか：CNS-FACE Ⅱ
　　https://ds26.cc.yamaguchi-u-ac.jp/~cnsface/user/html/about.html

●参考文献

行岡哲男監修『地域とつながる 高齢者救急実践ガイド』、南山堂、2016
総務省消防庁「平成30年版 消防白書」
嶋津岳士「救急医療の現状と課題」、生産と技術 第63巻 第2号 (2011)
山勢博彰編著『救急・重症患者と家族のための心のケア』、メディカ出版、2010

【chapter6参考文献】

公益社団法人日本麻酔科学会 術前絶飲食ガイドライン
　　https://anesth.or.jp/files/pdf/kangae2.pdf
日本救急医学会：熱中症診療ガイドライン2015
　　http://www.jaam.jp/html/info/2015/pdf/info-20150413.pdf
日本皮膚科学会：創傷・褥瘡・熱傷ガイドラインー1：創傷一般ガイドライン
　　https://www.dermatol.or.jp/uploads/uploads/files/guideline/wound_guideline.pdf
日本皮膚科学会：創傷・褥瘡・熱傷ガイドラインー6：熱傷診療ガイドライン
　　https://www.dermatol.or.jp/uploads/uploads/files/熱傷診療ガイドライン.pdf
日本呼吸療法医学会：人工呼吸中の鎮静のためのガイドライン
　　http://square.umin.ac.jp/jrcm/contents/guide/page03.html
尾崎章子ほか：健康づくりのための睡眠指針2014〜睡眠12箇条〜に基づいた保健指導ハンドブック
　　http://www.kenkounippon21.gr.jp/kyogikai/4_info/pdf/suiminshishin_handbook.pdf
日本緩和医療学会ほか編集：がん疼痛の薬物療法に関するガイドライン 2014年版
　　https://www.jspm.ne.jp/guidelines/pain/2014/pdf/pain2014.pdf

『必勝！ 気道管理術 ABCははずさない』
　　志賀隆・林寛之監修、学研プラス、2015/4/30
『処置時の鎮痛・鎮静ガイド』
　　乗井達守編集、医学書院、2016/11/21
『ベイツ診察法』
　　福井次矢ほか監修、メディカルサイエンスインターナショナル、2008/1/28
『看護職・看護学生のための「痛みケア」』
　　守本とも子、ピラールプレス、2017/3/27
『ナーシング・シークレットシリーズ 救急看護』
　　キャスリンS.オマーンほか、エルゼビア・ジャパン、2006/10/25
『急性期病院の終末期ケアと看取り』
　　東京女子医科大学病院看護部、中央法規出版、2011/12/1
『救急・重症患者と家族のための心のケア』
　　山勢博彰、メディカ出版、2010/7/23

索引

● 記号

● 数字

【キャラクター】 　　大羽　りゑ

【本文イラスト・図版】 タナカ　ヒデノリ

【編集協力】 　　エディトリアルハウス

【編集・執筆／著者代表】

志賀　隆（しが　たかし）
国際医療福祉大学病院

【執筆】

冨田　敦子（とみた　あつこ）
国際医療福祉大学病院

野呂　美香（のろ　みか）
やよい在宅クリニック

菱沼　加寿子（ひしぬま　かずこ）
国際医療福祉大学病院

奥村　将年（おくむら　まさとし）
愛知医科大学病院

森　一直（もり　かずなお）
愛知医科大学病院

林　実（はやし　みのる）
福井県立病院

石塚　光太郎（いしづか　こうたろう）
浦添総合病院・Urasoe General Hospital

小出　智一（こいで　ともかず）
東京ベイ・浦安市川医療センター

大楠　崇浩（おおくす　たかひろ）
東京大学大学院 医学系研究科

看護の現場ですぐに役立つ
救急看護のキホン

| 発行日 | 2020年 2月20日 | 第1版第1刷 |

編 著　　志賀　隆
著 者　　冨田　敦子／野呂　美香／菱沼　加寿子／
　　　　　奥村　将年／森　一直／林　実／
　　　　　石塚　光太郎／小出　智一／大楠　崇浩

発行者　　斉藤　和邦
発行所　　株式会社　秀和システム
　　　　　〒135-0016
　　　　　東京都江東区東陽2-4-2　新宮ビル2F
　　　　　Tel 03-6264-3105（販売）Fax 03-6264-3094

印刷所　　三松堂印刷株式会社　　　　Printed in Japan

ISBN978-4-7980-5690-6 C3047